AF589842

MÉDECINE
MILITAIRE
D'AUTREFOIS

Les papiers d'un officier de santé aux armées de la Révolution

L'Ecole Militaire de Chirurgie renoueuse
et la dynastie médicale des Valdajou

Un chirurgien herniaire de la Marine : P. L. Verdier

Feuilles de route

Un médecin de la Grande Armée : J. V. F. Vaidy

L'Hôpital du Mans et les gens de guerre, au XVIIIe siècle

---

par le Dr Paul DELAUNAY

MEMBRE DE LA SOCIÉTÉ FRANÇAISE D'HISTOIRE DE LA MÉDECINE
ET DE LA SOCIÉTÉ D'AGRICULTURE, SCIENCES ET ARTS DE LA SARTHE

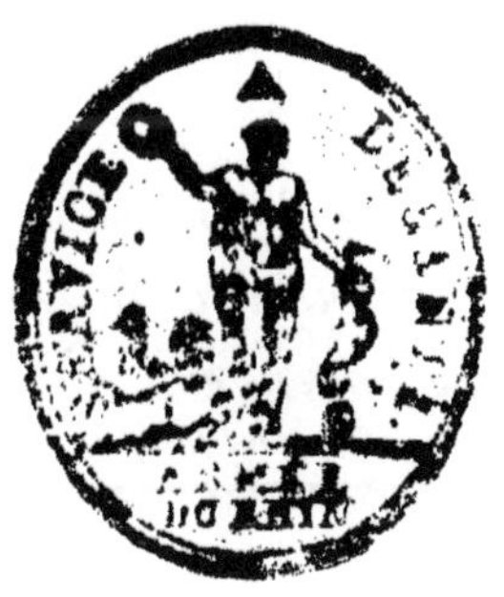

LILLE
[C]ENTRALE DU NORD

LE MANS
IMPRIMERIE MONNOYER

1913

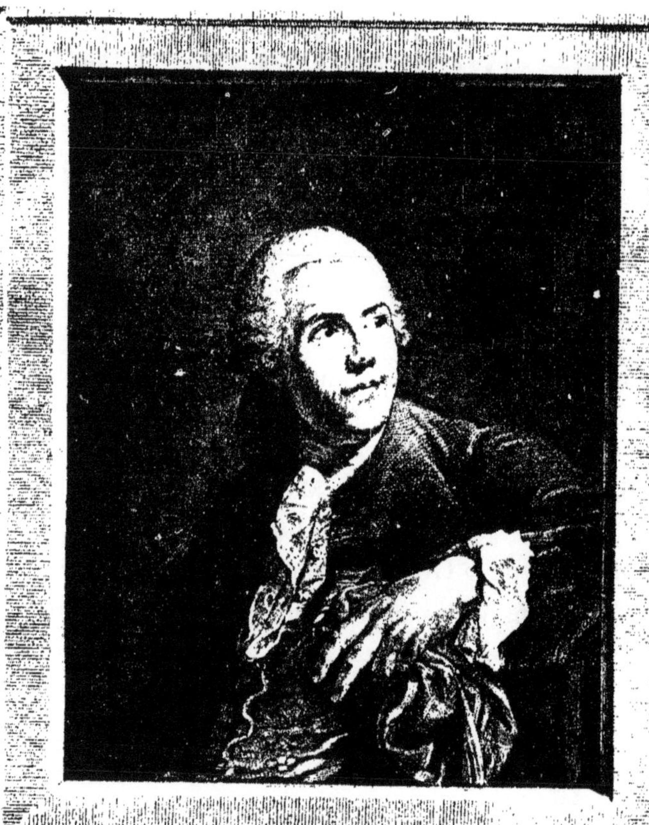

JAQUES DUMONT de VALDAJOU
Chirurgien Renoueur de
S. A. R. Monseigneur le Comte de
Provence
Gravé d'après le Tableau Original fait par le Sr le Sueur

MÉDECINE MILITAIRE D'AUTREFOIS

Les papiers d'un officier de santé aux armées de la Révolution

L'Ecole Militaire de Chirurgie renoueuse
et la dynastie médicale des Valdajou

Un chirurgien herniaire de la Marine : P. L. Verdier

Feuilles de route

Un médecin de la Grande Armée : J. V. F. Vaidy

L'Hôpital du Mans et les gens de guerre, au XVIIIe siècle

par le Dr Paul DELAUNAY

MEMBRE DE LA SOCIÉTÉ FRANÇAISE D'HISTOIRE DE LA MÉDECINE
ET DE LA SOCIÉTÉ D'AGRICULTURE, SCIENCES ET ARTS DE LA SARTHE

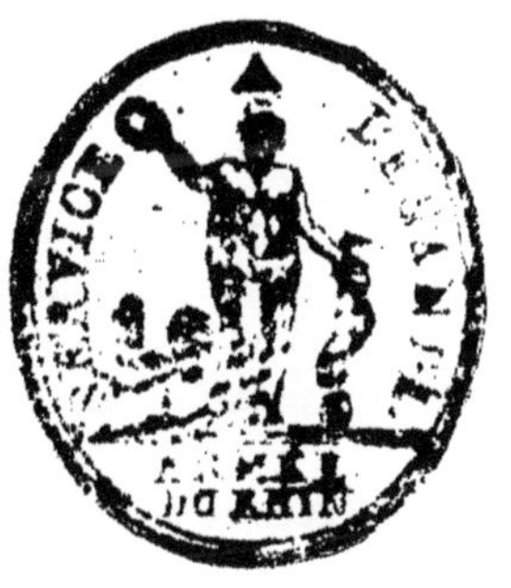

LILLE
IMPRIMERIE CENTRALE DU NORD

LE MANS
IMPRIMERIE MONNOYER

1913

DU MÊME AUTEUR

L'ancien Hôtel-Dieu de Paris (*Janus, archives internationales pour l'histoire de la médecine*, 15 août et 15 septembre 1901).

L'Hospice de Bicêtre (*Journal de médecine de Paris* du 16 novembre 1902, et *Médecine anecdotique, historique et littéraire*, novembre 1902, p. 323-331). Tir. à p. Clermont, 1903, in-8.

Vieux Médecins mayennais, 1re série : D. Tauvry, G. Plançon, A. du Chemin, G. Bigot, Amb. Paré, Tanquerel des Planches, 1 vol. in-8, Paris, 1903.

Vieux Médecins mayennais, 2e série : Barbeu du Bourg, G. du Tronchay, Mellé, Béré, Allard, Paigis, Plaichard-Choltière, Bucquet, Bodard de la Jacopière; le Monde médical mayennais pendant la Révolution ; Hygiénistes d'autrefois. 1 vol. in-8°. Laval, 1904.

Le Monde médical parisien au XVIIIe siècle, 1 vol. in-8. Paris' 1906. (Couronné par l'Académie de Médecine (prix Hugo), ment. hon.)

Vieux Médecins sarthois : Jean de l'Épine, J. Aubert, F. Cureau de la Chambre, B. Dieuxivoye; La Fontaine et les médecins; la querelle du quinquina de Dieuxivoye à Blégny; L. Morin, F. Poupart, Peffault de la Tour, Lepelletier de la Sarthe; une polémique de Guy Patin : les idées de maître Jean Binetcau (*France médicale*, 1904-1906, et 1 vol. in-8. Paris, 1906).

La Mayenne révolutionnaire, *notes et documents*, 1 vol. in-8, Laval, 1906.

La Maternité de Paris. — Port-Royal de Paris. Port-Libre. L'Hospice de la Maternité. L'École des Sages-femmes et ses origines. – 1625-1907. — Notes et documents. — *Préface de M. le Dr Porak, membre de l'Académie de Médecine.* 1 vol. in-8°. Paris, 1909.

L'Obstétrique dans le Maine au XVIIIe et au XIXe siècle. — Les cours de sages-femmes sous l'ancien régime. Le cours départemental d'obstétrique. La Maternité de l'hôpital du Mans. Documents inédits sur le conventionnel Levasseur. — 1 vol. in-8°. Le Mans, 1911.

A propos du chirurgien Levasseur, conventionnel. (*France médicale*, 25 octobre 1911).

Vieux Médecins sarthois, 2e série : Patrice Vauguion et ses Mémoires; Jacques Peletier du Mans, licencié en médecine; un médecin pédagogue : Jean Verdier; le docteur Verdier-Heurtin; un édile Fertois : Verdier-Duclos. 1 vol. in-8°. Mamers et Le Mans, 1912.

La Société de charité maternelle du Mans et ses origines. 1 broch. in-8°. Le Mans, 1912.

Histoire de la Société de Médecine du Mans et des Sociétés médicales de la Sarthe, 1 vol. in 8° Le Mans 1913.

PRÉFACE

J'ai réuni dans ce petit volume une série d'études relatives à l'histoire de la médecine et des médecins militaires. L'une d'elles trouva jadis une aimable hospitalité dans les colonnes de *La France Médicale* et M. le Dr Prieur a bien voulu m'autoriser à la reproduire ici. Les autres ont eu l'honneur d'être accueillies par le *Bulletin de la Société française d'Histoire de la Médecine.*

Je ne veux point manquer de témoigner ma gratitude à tous ceux qui, de près ou de loin, ont bien voulu m'aider dans ces recherches : M. le Comte de Mahuet, de Nancy ; M. Léon Sauvé, de Vitré, M. Jacques Rougé, de Ligueil ; M. le Dr Bonnette, de Toul ; et à mes collègues de la Société d'Histoire de la médecine : MM. Moulé et Prévost ; M. Paul d'Estrée ; M. E. Leclair, de Lille ; MM. les Drs Dorveaux et Wickersheimer, dont je n'ai jamais invoqué vainement l'obligeante érudition.

P. D.

Le Mans, avril 1913.

Tiré à 50 exemplaires.

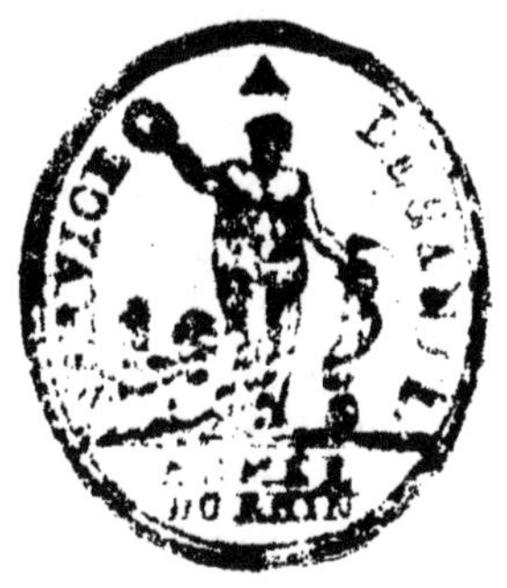

LES PAPIERS D'UN OFFICIER DE SANTÉ

aux armées de la Révolution

A. P. RENOU

De nombreux et remarquables travaux nous ont narré les campagnes d'un Percy, d'un Desgenettes et d'un Larrey (1). Nous sommes moins édifiés sur la vie militaire de leurs frères inférieurs, les innombrables praticiens qui firent un rude apprentissage sur les champs de bataille de la République et de l'Empire, avant d'aller fournir, dans quelque bourgade du pays de France, une obscure et plus paisible carrière. Leur jeunesse guerrière n'a point tenté les annalistes ; quelques papiers administratifs et des livrets de solde en sont les humbles monuments. De bien rares mémoires, comme ceux du pharmacien sous-aide François Durian ; du Dr Léon Dufour ; ceux, plus suspects, de Henri Blaze,

1. Voy. P. TRIAIRE, *Dominique Larrey et les campagnes de la Révolution et de l'Empire, 1768-1842*, Tours, Mame, 1902, gr. in-8. — *Journal des campagnes du baron Percy, chirurgien en chef de la Grande Armée (1754-1825)*, publ. par Em. Longin, Paris, Plon, 1904, LXXVII-538 pp. in-8. — *Souvenirs de la fin du XVIIIe siècle et du commencement du XIXe ou Mémoires de R. D. G. des Genettes*, Paris, 1835, 2 vol. in-8.

pharmacien aide-major pendant la guerre d'Espagne (1), peuvent donner quelque idée du sort des officiers de santé aux armées : « Les longs trajets à pied, sous la pluie, dans les ornières, à la queue des colonnes ; l'aubaine d'une patache ou d'un cheval emprunté ; les convois de blessés piétinant dans la neige ; un bon lit, partagé, par bonheur, dans une ferme, avec un chasseur à cheval ; un baiser furtif ravi, dans l'écurie, à la fille de son hôte ; le lourd sommeil des haltes, sur un banc, sur une table ; et des rêves d'amourettes, aux ambulances, entre les pots de cérat et les plumasseaux de charpie ; tout l'envers de la gloire impériale, les joies simples, les misères triviales et le sentimentalisme du métier militaire ». voilà ce que l'on trouve sur le carnet du pharmacien Duriau et ce qu'on eût lu, sans doute, sur celui du chirurgien Renou, dont je veux vous conter l'histoire, s'il avait pris soin d'écrire pour la postérité.

Alexandre Pierre Marie Renou était né le 20 août 1777 à Saint-Sylvain en Anjou, ou, pour parler le nouveau style, commune de l'Union, district d'Angers (2).

(1) *Campagnes de Bavière, d'Autriche, de Moravie, Campagnes de Prusse et de Pologne, Campagne d'Autriche, Carnet de route de François Duriau, pharmacien sous-aide à la Grande Armée*, publ. in Mémoires de la Société Dunkerquoise pour l'encouragement des sciences, des lettres et des arts, t. 46, 1907, p. 33-79, portrait h. t. — Cf. *Feuilles de route*, par Paul Delaunay, in *France médicale* du 25 novembre 1909, pp. 417 et sq. — *Souvenirs d'un savant français. A travers un siècle, 1780-1865. Science et histoire*, par Léon Dufour, Paris, Rothschild, 1888, in-8. Chap V, p. 97-234 : Ma campagne médico-militaire à la guerre d'Espagne, 1808-1814. — *Mémoires d'un apothicaire sur la Guerre d'Espagne pendant les années 1808 à 1814*. Paris, Ladvocat, 1828, 2 vol. in-8 (attr. à Henri Blaze).

(2) Alexandre Pierre Marie Renou, né le 20 août 1777, et baptisé le 21 en l'église paroissiale de St Sylvain (Parrain : Pierre Marie Lemoine, bel oncle de l'enfant, de la P[sse] St Maurille d'Angers ; marraine : Marie Anne Véronique Pousset, de la P[sse] St Michel de la Palud, d'Angers), était le troisième enfant « du sieur René Alexandre Renou, maître en fait de chirurgie » et de Marie Urbaine Jeanne Rouillier (d'autres actes portent Roullière). — Etat civil de St Sylvain, Maine-et-Loire).

S'étant mis, à l'exemple de son père (1), sur les bancs des écoles de Saint-Côme, il suivit depuis le mois de septembre 1791 jusqu'au mois d'août 1793 les cours d'anatomie et de chirurgie que donnaient Chevreul, J. F. Mirault et les deux Garnier dans la Communauté des maîtres chirurgiens d'Angers, et qui survécurent tant bien que mal à l'abolition de cette dernière en avril 1792 (2).

D'ailleurs, les études y furent plutôt troublées. Embrigadé dès 1791, soit dans les hôpitaux militaires, soit dans la garde nationale, avec une commission de 3e classe, Renou eut sans doute à soigner plus d'une victime de la guerre de Vendée, qui porta ses ravages, au mois de juin 1793, dans les murs même de la ville. Le décret de la Convention du 1er août 1793 ayant mis à la réquisition du ministre de la guerre tous les étudiants en médecine et les officiers de santé, de 18 à 40 ans, le jeune Renou, un beau matin, se réveilla plus militaire que jamais. Mais cette levée en masse ne réunit qu'un ensemble assez hétéroclite, où il fallut bientôt mettre un peu d'ordre. Un règlement du 3 ventôse an II (21 février 1794) imposa à nos Esculapes un concours probatoire. En conséquence, le 16 fructidor an II (2 septembre 1794), « après avoir subi un examen des officiers de santé de son département nommé par le Conseil », Renou fut jugé capable et incorporé

(1) « Interrogé sur l'anatomie en general, les playes, les ulcères, les fractures, luxations et autres maladies chirurgicales par Clément Garnier Lagrée, Charles Gabriel Rataud, François Le Jau, Louis Mouilleras, Jean Beaugé et Gilles Chevreul ». Alexandre Renou avait été reçu maître en chirurgie pour la residence de St Sylvain, le 6 février 1771, par devant la Communauté des chirurgiens d'Angers (Arch. de Maine-et-Loire, E 4403, fol. 24 vo, 25 ro et vo).

(2) Certificat sur papier à minute, timbré à 2 s. 6 d., daté du 23 vendémiaire an III, signé J. F. Mirault off. de ste, A Garnier chirurgien, Chevreul off. de ste, Garnier fils chir. de 1re classe. — Nous devons à l'inépuisable obligeance de M. Léon Sauvé, de Vitré et au bon vouloir de M. Alexandre Launay, de Meslay-du-Maine la communication des papiers personnels d'A. P. Renou : qu'ils reçoivent ici nos plus sincères remerciements.

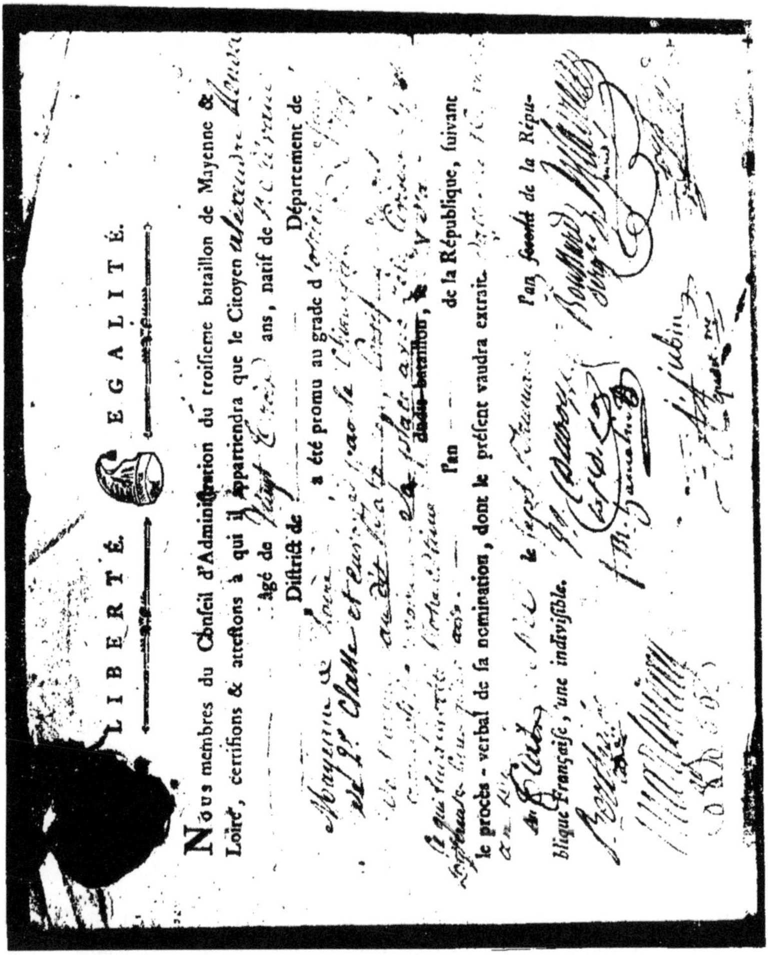

LIBERTÉ ÉGALITÉ.

Nous membres du Conseil d'Administration du troisième bataillon de Mayenne & Loire, certifions & attestons à qui il appartiendra que le Citoyen … âgé de … ans, natif de … District de … Département de … a été promu au grade d' … l'an … de la République, suivant le procès-verbal de sa nomination, dont le présent vaudra extrait.

An … l'an … de la République Française, une indivisible.

Fig. 2

comme officier de santé de deuxième classe au 3e bataillon de Mayenne-et-Loire. Nous le retrouvons avec son bataillon, le 7 brumaire an V (28 octobre 1796), au fort de Kehl, dans les rangs de l'armée de Rhin et Moselle. A cette date, le Conseil d'administration du bataillon attestait qu'il avait « remplis les devoirs de sa place avec zèle, civisme, honneur et probité, ce qui lui a vait mérité l'estime et l'affection de tous ses camarades (1). » sentiments confirmés, disait un deuxième certificat, « d'après les différentes cures qu'il a faite (2). »

Renou était « de présent à Strasbourg », et qualifié de chirurgien de 3e classe (3), lorsque Percy, chirurgien en chef de l'armée d'Allemagne, le désigna pour aller remplir ces fonctions dans un des bataillons de sapeurs du génie créés par la loi du 1er nivôse an II, avec promesse de 800 livres d'appointements (4). Le 7e bataillon, auquel il fut attaché, faisait partie de l'armée d'Italie. Passé le 30 floréal an VI (19 mai 1798) dans le 2e bataillon formé par amalgame des 7e, 9e et 10e, notre Angevin fut confirmé dans son emploi par décision ministérielle du 24 thermidor (11 août 1798). Mais bientôt requis par Lenoble, commissaire des guerres à Mantoue, pour servir à l'ambulance du quartier général de ladite armée, et élevé à la 2e classe à

(1) Certificat timbré d'un cachet à l'encre noire, répété en cire rouge. En exergue : *République française* [illegible] *de Maine et Loire* [illegible]. Dans le champ, déesse debout avec la pique surmontée du bonnet phrygien et tenant de la main droite un faisceau de licteur. Daté du « fort de Kehl », 7 brum. an V. Signé Mouton, p. mr., Rideau Lieut., Pelletier S. maj., Boussard s. m., Gauchais capne condt., Bellanger fourrier, Gensel, Belloq sergt, Moreau capne de gdiers.

(2) Certificat timbré d'un cachet effacé de cire rouge, daté du « fort de Kehl », 7 brum. an V, signé Berthelot capne, J.J. Duboys chef de bon, Boussard sergt, Hilaire fourrier, F. M. Hamelin, Martineau adj., J. Jubin quart. me, Godignard s. lt. — Renou avait sans doute perdu sa commission du 16 fruct. an II, car le certificat invoque « le procès verbal de sa nomination dont le présent vaudra extrait ».

(3) J'ignore la cause de cette rétrogradation. Les certificats antérieurs rangent Renou dans la 2e classe.

(4) P. F. Percy à Renou, lettre signée, datée de Strasbourg, 1 frimaire an 6. En tête : médaillon avec en exergue *République française*. Latéralement : *Armée d'Allemagne. Aile droite. Liberté, Humanité, Fraternité. Service de santé.* — En bas cachet apposé à l'encre grasse : Esculape tenant d'une main une couronne, de l'autre une massue où s'enroule un serpent. A sa droite un coq. En exergue : *Service de santé. Armée du Rhin.*

dater du 1er germinal an VII (21 mars 1799), il cessa le 16 du même mois (5 avril) de figurer sur les contrôles du Génie, sur avis formulé le 3 floréal suivant par le

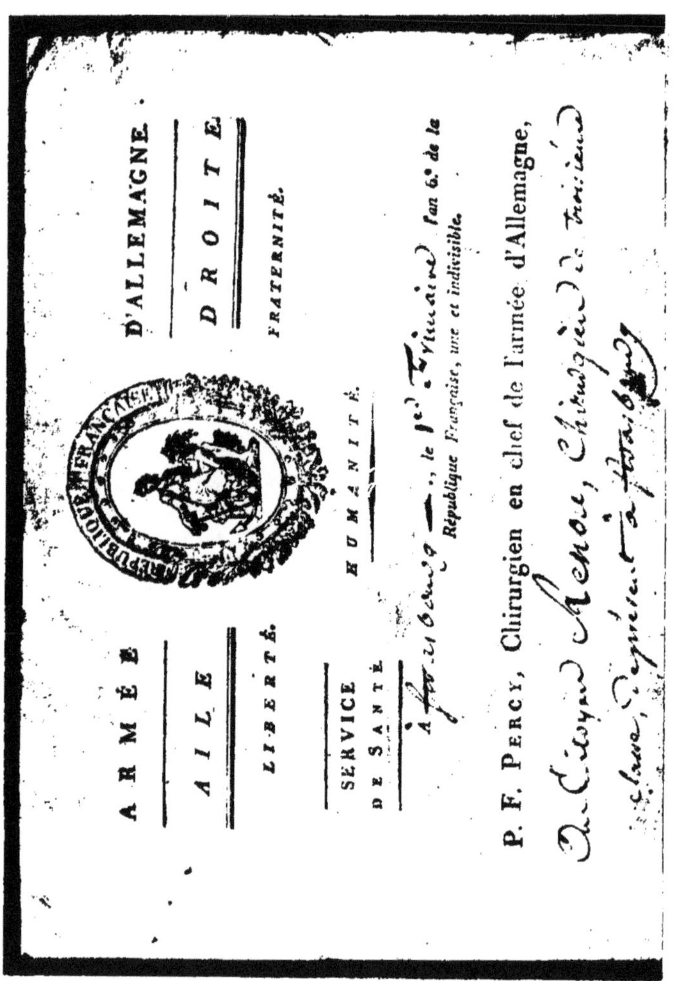

ARMÉE D'ALLEMAGNE.

AILE DROITE

LIBERTÉ. FRATERNITÉ.

SERVICE DE SANTÉ HUMANITÉ.

À Fribourg, le 1er Frimaire l'an 6e de la République Française, une et indivisible.

P. F. Percy, Chirurgien en chef de l'armée d'Allemagne,

Au Citoyen Menou, Chirurgien de troisième classe,

Fig. 3

commissaire des guerres. Il marcha dès lors avec le quartier général.

Son livret de l'an VII, coté et paraphé à Calcio

le 1er floréal par le susdit Lenoble, porte les soldes qui lui furent successivement payées à partir du 1er germinal (21 mars 1799) par décade (62 l. 10 s.) ou par mois (187 l. 10 s.). Il nous renseigne également sur ses étapes : Alexandrie (22 floréal), Finale (21 prairial (1), Rivarolo (6 thermidor an VII), Gênes (1 nivôse, 9 et 24 pluviôse an VIII), Sestri (12 ventôse an VIII, 3 mars 1800) (2).

Les paiements étaient alors fort irréguliers, ou pis encore : à la fin de l'an VII, un ordre du ministre de la guerre suspend, en pleines hostilités, le traitement des officiers de santé ; le 26 nivôse an VIII, Percy adresse de Zurich, à Berthier, une énergique protestation en faveur de ses subordonnés. Les choses n'en vont guère mieux. Le 1er nivôse an VIII, Renou empoche enfin, à Gênes, ses appointements de messidor an VII ; et ce n'est que le 12 ventôse an VIII (3 mars 1800) qu'on lui délivre, à Sestri, ceux de la dernière quinzaine de fructidor an VII, soit 93 fr. 75. Le Service de la Trésorerie se ressentait des revers et de la misère de nos armées : une note de l'Inspecteur aux revues Félix établit, au 1er feuillet du livret de l'an X (3), que le livret de l'an IX a été retiré au citoyen Renou, contre remise d'un autre « pour servir à l'inscription de la somme de « Unzecent vingtcinq francs » pour laquelle il est compris dans la revue de liquidation générale de solde arriérée des années 7 et 8. » Or, ces 1.125 fr. ne représentaient, pour Renou, qu'un semestre de paye ! Encore y a-t-il lieu de croire que la journée de Montebello (9 juin) et la victoire de Marengo (14 juin 1800), 25 prairial an VIII) ne furent point étrangères à ces tardives restitutions.

Le chirurgien Renou, affecté à l'hôpital militaire

(1) Probablement Final Pia ou Final Marina, sur la côte du golfe de Gênes, entre Oneglia et Savone.

(2) Livret de 6 fes coté au ro du premier et du dernier feuillet par Lenoble, cre des guerres.

(3) Livret de 4 fes, coté au ro du premier et du dernier feuillet par Félix, Inspecteur aux revues.

d'instruction de Milan (1), coulait donc, avec un gousset moins léger, des jours plus prospères, lorsqu'un vent de réformes désastreuses souffla de nouveau sur le service sanitaire : la France devenait administrative et pacifique. Pendant les guerres de la Convention, le corps de santé militaire avait créé de toutes pièces ses méthodes et ses cadres et fait face à tous les besoins. Le Directoire et le Consulat lui ravirent cette utile et relative indépendance pour le courber sous la tutelle paperassière, tracassière, et souvent infidèle, des commissaires des guerres (2) ; sous prétexte de désarmement, le règlement du 24 thermidor an VIII (12 août 1800) rogna, économisa sur les hopitaux militaires, sur le nombre et les appointements des officiers et des élèves du corps de santé. Beaucoup furent licenciés ; Renou fut frappé à la bourse : le 20 vendémiaire an IX (12 octobre 1800), le commissaire ordonnateur en chef de l'armée d'Italie, Lambert, invoquant la réforme générale (il eût dû dire la réduction) du service de santé et « le travail du ministre Carnot du 5 vendémiaire an IX », ramena le pauvre diable au grade et aux appointements de chirurgien de 3e classe (3). Sa commission, contresignée par le chirurgien en chef de l'armée d'Italie, Vernet, ne lui assurait plus que 66 fr. 66 par mois. Il en jouit pendant le 1er semestre de l'an X, avec, en sus, 24 fr. d'indemnité de vivres pour vendémiaire an X, autant pour ventôse, et 8 fr. « pour le tierds en sus du logement » délivrés le 11 germinal an X. Ce fut le dernier émargement de son livret.

(1) Dès brumaire an X, et probablement dès vendemiaire an IX.

(2) Voy. sur toute cette période : E. Delorme, *Traité de chirurgie de guerre*, t. I, Paris 1888, in-8, p. 139 et sq. — Brice et Bottet, *Le corps de santé militaire en France, son évolution, ses campagnes, 1708-1882*. Paris et Nancy, Berger-Levrault, 1907, in-8, ch. II et III.

(3) *Armée d'Italie. Mois de Vendémiaire An 9 de la République. Officiers de santé.* — En tête allégorique cantonné des mots *Liberté, Egalité.* — Au-dessous : *République française. Commission de* Chirurgien *de* troisième *classe.* — Pièce datée de Milan, 20 vend. an IX. Signée Lenoble, Lambert, Vernet.

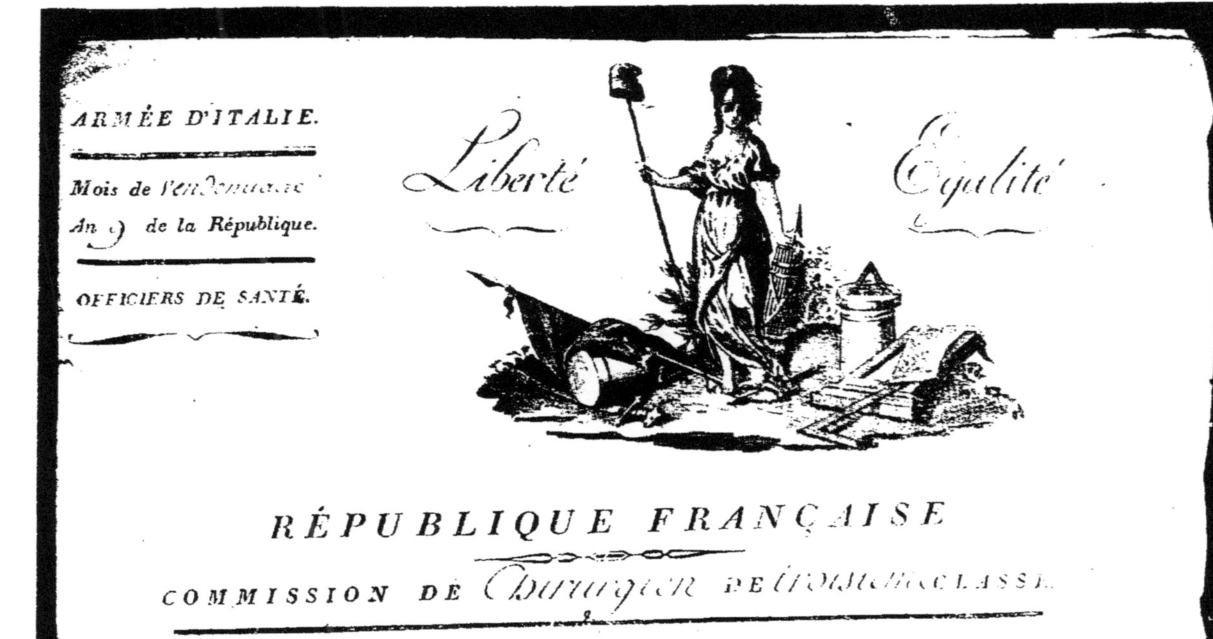

ARMÉE D'ITALIE.

Mois de Vendémiaire
An 9 de la République.

OFFICIERS DE SANTÉ.

Liberté Égalité

RÉPUBLIQUE FRANÇAISE

COMMISSION DE Chirurgien DE troisième CLASSE

DÉTAILS DES SERVICES

Pour le Citoyen … Renou
Né le …

CAMPAGNES

Fig. 4

En effet, de Paris, le 15 pluviôse an X (4 février 1802), le Ministre de la Guerre avisa l'officier de santé Renou que, sur la présentation du Conseil de santé, il avait été nommé le 1er nivôse an X (22 décembre 1801), « pour être employé en qualité de chirurgien de 3e classe près la 85e 1/2 brigade de ligne (2e bataillon) », en garnison à Albi. On lui accordait trois jours pour prendre sa feuille de route et quitter Milan (1). Mais, l'Inspecteur militaire de l'hôpital de Milan n'ayant retiré cette commission de la poste militaire que le 19 germinal an X (9 avril 1802), Renou ne put partir que le 25 germinal.

Dès le 20, il avait cru devoir aviser « les citoyens membres composant le Conseil d'administration de la 85e 1/2 brigade » d'un retard non imputable à sa « négligeance », se déclarant, au reste, « on ne peut plus flatté de faire partie d'un corps aussi bien composé (2). » Il emporta d'ailleurs, pour n'être point en reste, un certificat des « officiers de santé, professeurs de l'Hôpital militaire d'Instruction » déclarant qu'il avait « fait preuve de talent et de zèle », « montré une théorie lumineuse autant qu'une pratique bien entendue » ; que ses « qualités personnelles... lui [avaient] concilié [leur] estime et [leur] affection particulière », et qu'ils ne le voyaient s'éloigner qu'à regret (3). Une autre attestation, expédiée de Brescia le 30 floréal an X par le Conseil d'administration du 2e bataillon de sapeurs, témoignait également de l'estime et de l'ami-

(1) Berthier à Renou, de Paris, 15 pluv. an X. — *République française. Département de la guerre. Bureau* des hôpitaux mres, invalides et officiers. Vignette cantonnée des mots : *Liberté. Egalité.* En marge, timbre à l'encre rouge : *Mazeau, commissaire des guerres. R. F.*

(2) Renou au Conseil d'adm. de la 85e demi-brigade. L. a. s. de Milan, 20 germ. an X.

(3) *Hopital militaire d'Instruction. Liberté Egalite. Troupes Françaises dans la République italienne. A Milan le 25* germinal *an 10e de la République française. Les Officiers de Santé Professeurs de l'Hôpital Militaire d'instruction.* Lettre signée Gauthron, Feret, Sage, Gouraud.

tié que le chirurgien Renou avait su conquérir pendant son passage au corps du génie (1).

En floréal an X (mai 1802), Renou était à Albi et toujours frustré de son arriéré de solde de l'an VIII, il fa[illegible]it solliciter le père d'un de ses amis, ex-employé au Ministère de la Guerre et depuis ordonnateur aux Invalides de Paris, d'user de son influence pour le faire rentrer dans les fonds dont il avait probablement grand besoin. Je doute qu'il ait eu gain de cause. En tout cas, il ne jouit que fort peu de temps du climat méridional ; en germinal an XI (avril 1803), il était, je ne sais depuis quand, cantonné à Sarrelibre (Sarrelouis) avec la 95e demi-brigade, après un court passage à Bitche.

Il n'avait point trouvé dans ce régiment l'accueil espéré. On sait quelles préventions les soldats de carrière nourrissaient contre les non-combattants ; les mesures prises par le Directoire et le Consulat, qui enlevèrent aux médecins les quelques prérogatives conquises au prix de leurs peines pendant les campagnes de la Convention ne rehaussèrent point le prestige du corps de santé, et Renou en sut quelque chose (2). On ne manquait pas de lui rappeler que son grade n'était qu'assimilé à celui de capitaine, mais

(1) *République française. Troupes du génie. Le Conseil d'administration du 2e Bataillon de Sapeurs.* Certificat daté de Brescia, 30 floréal an X, signé : Guillaumin, chef du bataillon, ... Richard Lieut., Donné serg[t], Lacroix sous-insp. aux Revues.

(2) Cet état d'esprit persista, même en haut lieu, pendant l'épopée impériale. Les plus illustres médecins militaires, Percy, Larrey, Desgenettes, n'ont qu'« une situation personnelle qu'ils tiennent de l'estime ou de l'amitié de l'Empereur. Au-dessous d'eux, dit Romary, toute une pléiade d'officiers de santé végète dans une situation matérielle et morale plus que précaire. L'organisation et l'administration, aux mains des ordonnateurs et des commissaires des guerres, sont le plus souvent lamentables. » (Romary. *Le Service de Santé de la Grande Armée*, La France médicale du 10 août 1910, p. 299). — « Médecins et chirurgiens sont des employés que l'on classe à côté des bouchers et des boulangers ». — Cf. Dr Maljean. *Le Service de Santé dans le passé. Napoléon Ier et la direction des hopitaux, Soult et les non-combattants*, La France médicale du 25 octobre 1910, p. XL.

qu' « un simple caporal aurait le droit de le punir ». Renou ayant relevé un peu vivement ces allégations, ses propos furent rapportés à ses supérieurs hiérarchiques et lui valurent les arrêts. Il réclama contre cette punition auprès du chef du bataillon (1), et probablement sans succès. Revenu de Sarrelibre à Bitche, puis de Bitche à Sarrelibre, il se décida à recourir aux bons offices de Percy, son ancien supérieur de l'an V et de l'an VI, alors chargé de l'organisation sanitaire du corps ; il lui demanda le 18 thermidor an XI un poste de chirurgien de 2e classe ou son licenciement. « Un nombre infini de petites tracasseries que j'ai essuyées du corps auquel je suis attaché m'ont rendu cette existance absolument insupportable.... Il répugne à ma sensibilité d'être chaque jour à la merci de certains gens qui trop souvent n'emploient leur autorité que pour faire sentir leurs pouvoirs par leurs oppressions (2). »

N'ayant encore rien obtenu de ce côté, Renou perdit patience : le 19 frimaire an XII (11 décembre 1803), son régiment étant à Calais — c'est l'époque où le Premier Consul massait sur la Manche toutes ses forces pour la lutte contre l'Angleterre, — notre chirurgien envoya « au conseil d'administration dudit Régiment » une démission qu'il justifiait par des affaires de famille et le délabrement de sa santé (3) Cette demande ne fut sans doute pas prise en considération, car, le 19 pluviôse an XII (9 février 1804), le directeur de l'Administration de la guerre, Dejean, l'avisait qu'il était nommé, par décision du 7 pluviôse, chirurgien sous-aide au 1er bataillon du 85e Régiment d'Infanterie. (4)

(1) Renou au chef du 3e bataillon, l. a. s., Bitche, 18 mess. an XI.

(2) Renou à Percy, l. a. s., Sarrelibre, 18 therm. an XI.

(3) Renou au Conseil d'adm. du 85e régiment, l. a. s. de Calais 19 frim. an XII.

(4) *Liberté, Egalité, République française, Administration de la Guerre, Personnel du Service de Santé* Le Directeur de l'Administration de la Guerre à Renou, lettre signée Dejean, de Paris, 19 pluv. an XII.

Ainsi condamné à perpétuité à la 3e classe de son grade, Renou persista dans sa requête, et le 21 messidor an XII, Dejean avisa « Monsieur Pierre Alexandre Renou » qu'il serait mis en non-activité à la date du 15 thermidor. Un fâcheux *post-scriptum* ajoutait : « Ce licenciement ayant lieu sur votre demande, vous n'avez droit à aucune indemnité (1). »

Après avoir servi depuis 1791 jusqu'à l'an XII inclusivement, le malheureux officier de santé emportait pour toute récompense un certificat du Conseil d'administration de son régiment, délivré au Camp de Bruges le 15 thermidor an XII (3 août 1804) et annonçant qu'après avoir « toujours servi avec honneur et probité », il n'avait « contracté aucun engagement de mariage » à la connaissance des soussignés (2).

M. Renou regagna son pays natal et décida de s'installer non loin de là, mais dans le département de la Sarthe, au bourg de Précigné. Il présenta à la Préfecture, pour justifier de ses capacités, un arrêté de la préfecture de la Moselle, qui fut sans doute jugé suffisant ; et, le 23 janvier 1805, il inscrivait sur son grand livre sa première cliente. Nous avons feuilleté ses relevés de comptes, deux gros registres in-f°, monuments d'un labeur médical qui se ralentit à partir de 1850 et dont la dernière mention est du 3 juillet 1853 (3). Le brave homme cumulait l'exercice de la

(1) *Liberté. Egalité. République française. Administration de la Guerre. Bureau* des officiers de santé. Le Directeur de l'Adm. de la Guerre à Renou, lettre signée Dejean, de Paris, 30 mess. an XII. — Cas prévu par l'arrêté du 15 nivôse an IX.

(2) 5e *Régiment. Camp de Bruges. 85e Régiment d'Infanterie.* Certificat manuscrit signé : Vian, colonel, Chanu, Sigueneau chef de Bon, Paoli, Rougelin, capnes, Touchaleaume capne, Vincent sgt-m. — Timbré à l'encre noire, avec attributs guerriers, *R. F.* dans le centre, et en exergue : 85e *demi brigade.* — Daté de Dunkerque, 15 therm. an XII.

(3) M. Alexandre Pierre Marie Renou, époux de Perrine Françoise Liberge, mourut à Précigné le 18 avril 1854, laissant pour héritières : 1° Perrine Marie Jacquine Renou, née à Précigné le 8 avril 1812, unie à Précigné, le 4 février 1833, à Joseph Marie Launay, propriétaire. 2° Alexandrine Marie Renou, née à Précigné le 6 mai 1815, mariée à Précigné le 13 février 1854 à Louis Alexandre Billion.

médecine avec celui de la pharmacie, qui lui donnait, ce me semble, le plus clair de son revenu ; et c'est dans ces mémoires.... d'apothicaire que nous avons puisé quelques indications sur la thérapeutique courante de notre praticien.

Il prescrivait assidûment les topiques chers aux vieux chirurgiens, le cérat de Galien et le basilicum, l'« emplâtre de diachilum gomé » et l'emplâtre de la Mère. Quant aux affections internes, les purgatifs ou les émétocathartiques (casse, manne, sirop de chicorée composé, sel de duobus, ipécacuanha, émétique) ; les vésicatoires et la saignée, tant du pied que du bras, en font la thérapeutique habituelle.

Accessoirement, il emploie certaine « potion fortifiante » ou « confortante» et certaine « potion calmante » dont il ne livre point le secret ; parfois le sirop de capillaire ou le looch pectoral ; la thériaque « Thérique de Vennesie » ou « Thériaque de Vennise » ; une « tisane sudorifique avec la esquine et salsepareille » ; enfin le quinquina en poudre ou en vin. Il reste, en somme, fidèle aux médications du XVIIIe siècle, à la pharmacopée dont Baumé a tracé les lois ; la chimiâtrie, l'alcaloïdothérapie, qui firent fureur après la chute de Broussais, n'ont point fait en lui d'adepte, et je pense que ses malades ne s'en portèrent pas plus mal.

Nous donnons en appendice quelques extraits de son Journal. On y pourra voir le prix courant des visites, saignées et accouchements, et le tarif des médicaments, au temps où le pain blanc était un luxe, un sou une somme respectable et l'arrivée du colporteur un événement. Ce sera le seul mérite de cette étude que d'apporter quelque précision à l'histoire des honoraires médicaux tant aux armées de la Révolution que dans les campagnes du Maine, au début du siècle dernier.

APPENDICE

J'extrais des registres de comptes de M. Renou les quelques indications qui suivent au sujet du taux des honoraires. avec des dates de repère.

1° Tarif médical

Consultation à son cabinet . . .	10 sous (1805. 1839).
Rédaction d'un certificat médical .	de 30 sous à 2 f.50 (1805).
Visite de jour dans le bourg. . .	10 s. (1805. 1820, 1839).
— — — . . .	1 f. (1850).
Visite à 6 h. du matin	1 f. (1805).
Visite de nuit	1 l. 10 s. (1805).
Visites hors de sa résidence, le jour.	le prix de la visite habituelle, plus une somme de 5 à 10 sous par kilomètre parcouru à l'aller. C'est ainsi que pour aller de Précigné à la Vairie (1 kil.), le médecin demande 15 s. pour aller à N.-D. du Pé (4 kil.) 3 livres.

2° Tarif chirurgical

Pansement à son cabinet. . . .	10 sous (1805).
« Pour couper le filet » à un enfant.	10 sous (1805).
Cautérisation à la pierre infernale.	10 sous (1805).
« Pour avoir oté une dans ». . .	12 sous (1809. 1812).
Pour une saignée au bras, chez lui.	1 livre (1805).
1 visite avec saignée au bras . .	15 sous, 1 l. ou 1 l. 5 sous selon le client (1805).
1 visite avec ouverture d'abcès. .	2 livres (1805).
1 visite avec pansement	1 l. (1805).
Pour un accouchement, même laborieux	12 l. (1805).

On remarquera, d'après ce tableau, la très lente progression des honoraires à la visite : celle-ci reste taxée à 10 sous pendant près d'un demi-siècle et n'est portée à 1 f. que vers 1850. — A signaler aussi la relation de certains tarifs avec les unités monétaires alors en cours, empruntées tantôt au système décimal et tantôt à l'ancien numéraire qui circulait encore en grand nombre : pièces de 12 et de 24 sous, pièces d'or de 12 l., démonétisées en 1829 ; pièces de 15 et de 30 sous, usitées jusqu'en 1845. Parfois, les honoraires étaient payés en nature : un fermier s'acquitte le 27 mars 1805 avec six boisseaux d'avoine.

Je relève enfin, sur les registres, que bon nombre de débiteurs sont en retard de 3, 4 et 5 ans pour s'acquitter. Le Dr Renou eût eu, sans doute, quelque peine à subsister si l'exercice de la pharmacie n'avait apporté à ses bénéfices un sérieux appoint.

3° Tarif pharmaceutique

Ce tarif semble avoir été assez rémunérateur : le docteur débitait de l'eau vulnéraire à 1 l. la petite bouteille ; du sel de nitre à 10 sous le paquet ; de la thériaque de Venise à 1 l. 5 s. les 4 gros. Comme topiques, il donnait de l'eau végéto minérale à 2 l. la pinte ; de l'onguent rosat à 12 sous le petit pot ; du basilicum à 1 l. 10 s. les 3 onces ; du cérat de Galien à 12 sous le pot.

Voici, pour exemple, l'extrait d'un compte plus détaillé, dont je respecte la teneur littérale :

Jacques J., demeurant au Bas Bourg de Précigné.

Du 26 juin 1805. Pour Luis trois visite. . . .	1 l. 10 s.
plus une médecine composé	2 l.
Du 27 une visite plus une potion calmante .	4 l. 10 s.
Du 28 deux visite plus Luis avoir fournis et apliquer Les emplatres vesicatoires aux deux jambes .	5 l.
plus une potion calmante	4 l.
plus un paquet de sel de nitre	10 s.
Du 29 deux visite et Lui avoir levée Les emplâtres des jambes.	2 l.
plus un pot de Bazilicum pesant trois onces . .	1 l. 10 s.
plus un lavement purgatifs avec la casse . . .	1 l. 10 s.
plus une potion confortante	4 l.
Du 30 deux visite	1 l.
Du premier juillet deux visite et Luis avoir fournies et apliquer une emplatre vesicatoire au coté.	2 l. 10 s.
Du 2 deux visite et Luis avoir levée Lemplâtre du côté.	1 l. 10 s.
plus une potion confortante	4 l.
	35 l. 10 s.

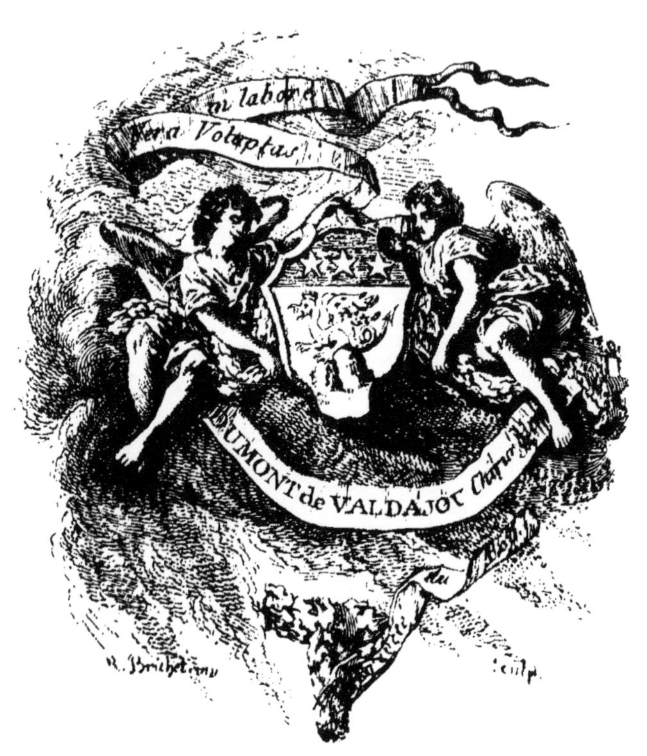

EX-LIBRIS DE DUMONT DE VALDAJOU.

Extrait de : *Essai de Répertoire des Ex Libris et Fers de Reliure des Bibliophiles lorrains*, par le Comte A. DE MAHUET et E. DES ROBERT. Nancy, 1906, Sidot frères.

L'ÉCOLE MILITAIRE DE CHIRURGIE RENOUEUSE ET LA DYNASTIE MÉDICALE DES VALDAJOU

I

Depuis longtemps, une famille de paysans établie à La Broche, village du Val d'Ajol, à quelques lieues de Remiremont, était célèbre dans toute la Lorraine pour son adresse à réduire les fractures et luxations. Simples empiriques, formés surtout par la pratique, par le maniement de débris de squelettes et par une tradition qu'ils se transmettaient religieusement de père en fils, dédaigneux des instruments, employant peu les appareils, ces braves gens donnaient leurs soins à tout venant, sans songer à en tirer un profit qui aurait pu être considérable. Le duc Léopold leur ayant fait offrir l'exemption de la taille, ils refusèrent, ne voulant point être à charge à leurs compatriotes.

Le premier représentant connu de cette dynastie s'appelait Nicolas Demenge : il maria sa fille Jeannon, vers 1600, à Nicolas Fleurot, lequel hérita des secrets de son beau-père et en fit part à son fils Demenge-Fleurot. L'arrière petit fils de Demenge-Fleurot, Jean-Joseph, eut même l'honneur d'être envoyé par le Roi Stanislas auprès du jeune duc de Bourgogne, qui lui fit, à son départ, cadeau de l'*Ostéologie* de Monro, ornée d'une dédicace autographe. Et une telle gloire en rejaillit sur la famille que tous les charlatans qui passaient dans les bourgades se disaient originaires du Val d'Ajol (1).

(1) Voy. Eloy, *Dictionnaire historique de la Médecine ancienne et moderne*, IV, Mons 1778, in-4°, art. *Valdajol (Hommes du)*, p. 454-455. — Percy, qui vit à l'œuvre un de ces renoueurs, « l'oncle Valdajol », rend également hommage à sa pratique et à son caractère (Art. *Déboitement* du *Dictionnaire des Sciences médicales*, en 60 vol., de Panckoucke, VIII, Paris, 1814, p. 107-108). — Un des représentants de la famille, Jean Baptiste Fleurot, vivait à Hérival.

Je ne sais exactement quels liens unissaient au Val d'Ajol le rebouteur Jacques Dumont, dit Valdajou dont je veux retracer l'histoire. J'y ai vainement cherché son nom sur les registres paroissiaux. Il ne serait pas impossible qu'il eût indûment emprunté, par simple droit de voisinage, un sobriquet qui semblait l'apparenter à des guérisseurs appréciés et dès lors avantageux à sa naissante réputation (1). Madame du Deffand nous raconte ainsi ses débuts :

On ne parle, écrivait la marquise à Walpole le 1er février 1770, que de la guérison de Mme la duchesse de Luynes. Elle avait eu le bras démis il y a trois ou quatre mois ; les chirurgiens le lui avaient remis tout de travers ; elle était restée

près de Plombières, en 1819. Fodéré, qui eut occasion de l'entretenir, a laissé de ce « vieillard vénérable » un portrait très sympathique (*Ibid.*, XLVII, Paris, 1820. Art. *Rebouteur*, p. 275-276). — De récentes recherches de M. L. Levêque donnent des détails historiques et généalogiques très précis sur la dynastie des Fleurot (L. Levêque, *Une famille de rebouteurs lorrains, les Fleurot du Val d'Ajol*, in *Le Pays lorrain et le Pays messin*, 6e année, n° 2, 20 février 1909, p. 65-78). — Cf. Dr P. Dorveaux, *Opinions de quelques médecins sur les rebouteurs du Val d'Ajol*, in *Le Pays lorrain*, 8e année, n° 9, 20 septembre 1911, p. 362-367, et la *France médicale* du 10 octobre 1911, p. 361-363. — Le nom de Fleurot est encore porté dans le pays : un Fleurot est actuellement rebouteur à Arches ; un autre pratiquait il y a quelques années à Hérival.

(1) La majeure partie des éléments de cette étude nous ont été fournis par un *Dossier relatif à MM. Dumont de Valdajou et Thierry de Valdajou, son gendre, chirurgiens fondateurs et directeurs de l'Etablissement et Ecole populaire de chirurgie renoueuse instituée à Paris, rue du Petit Muse, 1776-1852*, dossier conservé à la Bibliothèque de la Ville de Paris (Lepelletier de St Fargeau) dans les manuscrits du fonds Chéreau, n° 453, V, 1. — C'est à ce dossier que les chercheurs devront se reporter pour toutes les pièces dont la provenance n'est pas indiquée en note.

Voy. aussi Callisen, *Medizinisches Schriftsteller Lexicon der jetzt lebenden Verfasser*, XIX, Copenhague, 1839, in-8°, p. 169 et supplément, T. XXXIII, Altona, 1845, p. 11.

Les autres sources signalées en abréviation sont : A. N. Archives nationales. — A. A. P. Arch. de l'Assistance publique à Paris. — B. N. Bibliothèque nationale. — B. M. B. Bibliothèque municipale de Brest. — A. M. G. Archives adm. du Ministère de la Guerre. — MM. les Drs P. Dorveaux, bibliothécaire de l'Ecole de pharmacie ; Wickersheimer, bibliothécaire de l'Académie de médecine, et Prévost ont bien voulu nous fournir de précieux renseignements. Qu'ils reçoivent ici nos sincères remerciements.

estropiée ; il fallait que son bras fût soutenu par une écharpe et elle ne pouvait pas remuer les doigts. Les chirurgiens prétendaient qu'elle avait un os fêlé et disaient tous qu'il fallait en venir à lui couper le bras. Il y a en Lorraine une famille qu'on appelle les Valdageoux, parce qu'ils habitent un village de ce nom, qui ont un talent singulier et infaillible pour remettre les membres cassés ou démis. On a fait venir un de cette famille qui, après avoir examiné le bras de Mme de Luynes, a affirmé qu'elle n'avait point d'os fêlés et qu'il répondait de sa guérison ; mais que, comme le bras avait été mal remis, il s'était formé une espèce de calus qu'il fallait commencer par dissoudre ; c'est ce qu'il a fait. Il n'y a que quatre jours, qu'après des douleurs inouïes qui ont duré très longtemps et où il a fallu employer la force de plusieurs hommes, il lui a remis si parfaitement le bras qu'elle s'en est servie sur le champ et qu'elle s'en sert actuellement tout comme de l'autre. Ce pauvre homme logeait chez un de ses amis, et il y a dix ou douze jours qu'étant à une porte où il voulait entrer, il fut attaqué par deux hommes. Il reçut un coup d'épée qui heureusement n'a pas été dangereux. Actuellement il loge à l'Hôtel de Luynes (1).

Le duc, qui gardait quelque rancune aux chirurgiens d'avoir manqué le bras de la duchesse, leur sut moins mauvais gré d'avoir manqué son rebouteur, et il trouva aux plaies de ce dernier le remède qu'il fallait. Par contrat passé le 9 mars 1770 au nom de Messire Charles-Louis d'Albert, duc de Luynes et de Chevreuse, beau-père de la malade, Dumont se vit gratifier de 300 l. d'honoraires et d'une pension annuelle et viagère de 300 l. payable par semestre à dater du 1er mars 1770. Il continua à demeurer cette année là « à l'Hôtel de Chevreuse, rue S. Dominique, vis à vis les Jacobins. » Une si belle cure lui fit une réputation qui dépassa bientôt les limites du Faubourg Saint-Germain ; il eut l'honneur d'être appelé auprès de Mesdames de France (2) qui disaient merveille de ses onguents. A

(1) *Correspondance complète de la Marquise du Deffand avec ses amis...* par M. de Lescure, II, Paris, Plon, 1865, in-8°, lettre 316, p. 29-30.

(2) Voy. Pièces just., I.

la recommandation du Prince de Nassau, l'archevêque de Paris l'autorisait à pénétrer dans le couvent des Ursulines de la rue S. Jacques pour donner ses soins à une pensionnaire, Mlle de Goer (1770). Il ne se passait point de jour que quelque capitaine ou colonel ne lui adressât un blessé de sa compagnie ou de son régiment : et le Marquis de Mailliardor, qui lui devait le rétablissement de deux grenadiers, se faisait fort de lui obtenir un brevet de Rebouteur au Régiment des Gardes. Le 30 avril 1772, le Ministre de la Guerre, Marquis de Monteynard donnait ordre au Marquis du Chilleau de solder à notre homme la somme de 120 l. pour avoir réduit sur le Sieur Beauvais, dit Saint Nicolas, caporal au Régiment de Guyenne, une luxation de l'épaule gauche manquée par divers chirurgiens. Ainsi fonctionnait, de manière fort peu hiérarchique et quasi-paternelle, le Service de Santé militaire sous l'ancien régime : quand le chirurgien du régiment n'y connaissait plus rien, on s'adressait à un de ses confrères, voire au rebouteur, et le Roi payait la note. Parfois aussi, Sans Quartier ou Brin d'Amour servait à son dam de sujet d'expérience (1). Mais, dans le cas présent, l'armée chantait les louanges de Valdajou, comme les couvents et la noblesse :

Le 1er novembre 1776, M. de Commines Marsilly, « gentilhomme ordinaire du Roy honoraire », se portait garant des « guérisons extraordinaires » que Valdajou obtenait sur les pauvres, attestait le soulagement qu'il avait procuré à sa propre fille, malade d'une chute, et regardait « M. du Mont » « comme un citoyen pretieux à l'Etat et à l'humanité ».

Tant de gloire n'allait pas sans revers, et il faut croire que les chirurgiens du quartier, jaloux de l'empirique, n'avaient point désarmé : par l'intermédiaire de son client, M. de Visé, capitaine aux gardes, Dumont dut chercher un appui auprès du Lieutenant de police, qui s'empressa de répondre à l'intercesseur :

(1) Voy. Pièces just., II.

« La cure que le S. Dumont a faite de votre bras est trop belle et me touche trop en particulier, Monsieur, pour que je ne lui procure pas la tranquilité qu'il mérite. Vous pouvez compter que je viendrai à son secours s'il a besoin de moi. Sartines. » (13 juin 1769).

De son côté, l'abbé Marduel, Docteur de Sorbonne et curé de Saint-Roch, avait écrit au magistrat :

« J'ay l'honneur de certifier à Monsieur le Lieutenant général de police qu'il me revient de toute part le bien que le Sr Dumont fait par le talent que la Providence lui a donné plusieurs de nos pauvres ont été soulagés et guéris des personnes dignes de foy m'ont assuré la même chose c'est un bien public qui mérite quelque exception d'autant qu'il n'expose personne pai des remedes qu'on ne connoit pas. Je l'ay mis en conférence avec un de nos médecins pour m'en assurer. Le 10 juin 1769. » Marduel, Curé de St Roch.

De si hautes protections ne firent qu'attiser la haine des gens de Saint-Côme : en 1770, une voisine de Dumont répandit le bruit qu'il était surveillé et menacé d'emprisonnement : Dumont fit agir la Duchesse de Chevreuse auprès de Sartines, qui se hâta, le 12 juillet 1770, de rassurer la noble dame ; et l'abbé Marduel certifia de nouveau que Jacques Dumont, renoueur, était bon catholique et justifiait depuis vingt ans, par une conduite édifiante, sa grande réputation de probité (21 avril 1771).

Les tracasseries prirent fin lorsqu'un brevet de chirurgien renoueur de Monsieur, frère du Roi (1), et un traitement de 300 l. accordé par le Comte de Tessé sur les fonds des Ecuries de la Reine, donnèrent à Valdajon le droit d'exercer officiellement son art, sans réception légale, en vertu de la dérogation aux Statuts sur l'exercice de la chirurgie qu'autorisaient ces titres. Bientôt même, poussant plus loin ses ambitions, Valdajon — alors installé rue du Four, Faubourg S[t]

(1) Dès 1776, Dumont figure en cette qualité sur l'*Etat de medecine, chirurgie, pharmacie en Europe* pour l'année 1776. Paris, Veuve Thiboust, 1776, in 12, p. 167.

Germain (1) proposait au Gouvernement de former des élèves en sa partie ; la princesse de Montbarey, qui l'honorait de sa protection, fit pressentir à ce sujet le lieutenant de police : le 24 août 1776, Lenoir répondit qu'à son sens le Sieur Dumont était bien le maître de faire des élèves et qu'il se ferait un plaisir de lui procurer toutes facilités à cet effet. Dès lors, on poussa plus loin les négociations.

Comme le Ministre de la Guerre, Comte de Saint Germain, était précisément en train d'améliorer ou de réformer le Service des hôpitaux militaires et le recrutement des chirurgiens d'armée, son collaborateur le Prince de Montbarey lui fit agréer sans peine une offre qui entrait si pleinement dans ses desseins. Et le 24 octobre 1776, S. M. délivrait au Sieur Dumont de Valdajou un brevet de chirurgien renoueur de ses camps et armées, à charge d'instruire, en qualité de démonstrateur, des élèves en chirurgie qui seraient employés à leur tour par le Département de la Guerre, tant comme renoueurs que comme démonstrateurs. Le même jour, 24 octobre, M. de Saint Germain lui écrivait de Fontainebleau pour préciser les conditions et fixer à 4 le nombre de ses disciples, dont il lui laissait le choix sous réserve de son approbation (2). Enfin, le 12 novembre 1776, le Ministre avisait l'abbé Marduel de l'heureux succès de son protégé : « Je m'applaudis, lui dit-il, d'avoir contribué à lui obtenir une grâce qui satisfait à l'intérêt que vous inspire le S. Dumont. »

Le 29 décembre 1776, le Roi permit aux élèves de Dumont de porter l'uniforme des chirurgiens aides-majors des hôpitaux militaires, tel qu'il avait été réglé par le chap. 8 de l'ordonnance du 2 septembre 1775, à savoir habit, veste et culotte de couleur gris d'épine.

(1) Dès août 1772.

(2) Pièces just., III. — La très intéressante thèse de L. Mention (*Le Comte de Saint Germain et ses réformes, 1775-1777*, Paris, Impr. Clavel, 1884, L-324 p. in 8°) a complètement passé sous silence ce curieux chapitre des fondations de M. de Saint Germain.

le devant de l'habit étant orné « de six boutons et autant de boutonnières de filé d'or de chaque côté, détachés par un, deux et trois, etc. » Les jeunes gens s'empressèrent de revêtir un costume qui rehaussait leurs grâces naturelles ; ils estimèrent même que lorsqu'on prend des galons, on n'en saurait trop prendre, et crurent devoir enchérir sur les ornements qu'autorisait S. M. Le 12 mai 1777, le Prince de Montbarey, Ministre de la Guerre, informé de cette contravention, rappela à l'ordre leur chef responsable :

« Lorsque je vous ai mandé, Monsieur, par ma lettre du 29 décembre dernier que le Roy avoit bien voulu permettre à vos Eleves de porter l'uniforme des chirurgiens aydes majors des hopitaux militaires il y avoit lieu de croire que vo[illegible] les obligeriés de se conformer pour cet effet au Reglement de Sa Majesté du 2 septembre 1775 dont il vous avoit été remis des exemplaires. Cependant je viens d'etre informé qu'ils sont vêtus de la même manière que les chirurgiens majors d'armée, que leurs habits sont galonnés, et même qu'ils portent un double galon sur la manche. Si cette contravention est de leur fait vous ne manquerés pas de les en reprimander et de leur enjoindre ou de se pourvoir sans delay d'autres uniformes ou de changer les leurs... Ces Eleves vous étant subordonnés il convient que vous veilliés sur leur conduite en les avertissant que ce n'est que sur les témoignages que vous en rendrés qu'ils pourront prétendre aux emplois qui leur sont destinés.

Je suis, Monsieur, entièrement à vous.

Le Pce de MONTBAREY.

Dans le courant de 1778, les premiers élèves formés par Dumont avaient terminé leur apprentissage et reçu des ordres d'affectation : Laroche et Chédieu furent désignés pour l'hôpital militaire de Brest, Fournier pour celui de Valenciennes ; Thouin partit pour Dôle comme chirurgien-major au régiment de Lanan-Dragons.

Les résultats de cet essai parurent sans doute assez satisfaisants pour que le Gouvernement résolût d'en étendre les avantages. Le 16 juillet 1778, le Prince de

Montbarey signait à Versailles un *Règlement pour le Sieur Dumont de Valdajou, Chirurgien Renoueur des Camps et Armées du Roy concernant l'Ecole de Chirurgie Renoueuse Etablie le 24 novembre 1776, à Paris*, perfectionnant et développant en 14 articles le fonctionnement de l'institution (1).

« Le S. Dumont de Valdagon » (*sic*), confirmé dans ses fonctions de démonstrateur et de chirurgien renoueur des camps et armées, ne pouvait former plus de 4 élèves à la fois ; ceux-ci devaient justifier préalablement de leur capacité sur les autres parties de la chirurgie, au moyen de certificats et attestations conformes sur le vu desquels le Secrétaire d'Etat de la Guerre autorisait leur admission. Il leur était enjoint d'obéir ponctuellement au démonstrateur, chargé de la police de l'École.

L'enseignement était théorique et pratique ; il portait sur les fractures, entorses et luxations, les « opérations chirurgico-renoueuses », les vices de conformation de l'enfance. Tous les ans, du 1er décembre au 1er mars, Dumont faisait un cours d'« ostéologie sèche et fraîche » ; tous les mardis, une leçon théorique sur les affections de son ressort ; le premier samedi du mois, il interrogeait ses disciples sur les cours du mois précédent. Les lundis et jeudis, de 2 à 5 h., ils prenaient part à la consultation gratuitement ouverte aux pauvres et s'y exerçaient à la pratique. Avant leur départ, Dumont leur confiait la formule de ses topiques et leur apprenait à les composer.

Le local des consultations était public, afin que les chirurgiens du dehors pussent y assister (2).

Une fois reconnus capables, les aspirants avaient le droit d'être employés dans les hôpitaux et armées, sur l'ordre du Roi et la présentation du Secrétaire d'Etat à

(1) Pièces just., IV.

(2) Le 19 mars 1778, M. de Charrin demande, de Versailles, à Dumont, d'autoriser le St Lucas de la Marre, chirurgien de l'Hôtel-Dieu, à suivre ses cours.

la Guerre. Et pour bien marquer le caractère militaire de l'École, l'art. XIV du Règlement confirmait au démonstrateur le droit de porter l'uniforme de chirurgien major d'armée ; à ses élèves, celui de chirurgien aide-major des hôpitaux militaires dans les conditions prévues par la décision du 25 décembre 1777.

Un moment, Imbert songea à créer officiellement entre Dumont et ses élèves un Bureau de correspondance scientifique, comme celui qui permit à Richard de Hautesierck de fonder le *Recueil d'observations de médecine des hôpitaux militaires*, et à la Société royale de médecine de centraliser les travaux de ses correspondants provinciaux. Le 29 novembre 1778, il ordonnait à Laroche, alors à Brest, de communiquer désormais ses observations chirurgico-renoueuses, le détail de ses opérations et de ses cures à Dumont, qui, par la voie ministérielle, lui transmettrait en retour ses réflexions et ses conseils. Peut-être l'absence de théorie, de culture scientifique et même orthographique chez Valdajon (1) firent-elles échouer ce projet, dont je ne retrouve plus de traces.

En 1779, le Roi mit le comble à ses bienfaits en nommant Dumont démonstrateur de la Ville de Paris ; il le gratifia le 1er septembre d'une pension de 2.000 l. pour ses longs et loyaux services dans les hôpitaux militaires ; et apprenant que plus de deux cents malades de la capitale et des environs trouvaient chez lui, chaque semaine, des soins et des médicaments

(1) Il paraissait même assez ignorant de ses auteurs. Imbert lui écrivait de Brest le 28 septembre 1778 : « Les exemples des maladies de votre ressort que je vois icy me persuadent de plus en plus combien il sera nécessaire que vous appreniés a vos Elèves l'ostéologie sèche et fraîche et que vous leurs donniés une bonne théorie relative aux maladies qui sont de votre ressort... Je vous conseille d'acheter l'Ostéologie de Bertin qui est en 4 volumes in 12 et le traité des maladies des os par Petit ou bien le traité de ces mêmes maladies par Duverney ; vous lirés dans ces ouvrages tant ce qui regarde les détails de l'ostéologie que ce qui a rapport a l'histoire des susdites maladies et nous raisonnerons sur tout cella lorsque je seray rendu. »

gratuits, il y ajouta une indemnité annuelle de 2.000 l. sur l'extraordinaire de la Guerre et un traitement de 1.500 l. pour son premier élève.

Le Règlement du 16 juillet 1778 stipulait en outre (art. IV) qu'un emplacement serait assigné dans Paris au Sr Dumont pour ses leçons et « opérations chirurgico-renoueuses ». Sans doute cette clause ne put-elle être exécutée : et sur le compte que rendirent les Bureaux de la Guerre des lourdes charges qu'imposait à notre renoueur la nécessité d'un local assez spacieux, Louis XVI lui octroya une indemnité annuelle de 1.500 l. (31 mars 1779). Notre homme en profita pour transporter ses pénates Rue du Petit Muse, vis-à-vis de celle de la Cerisaie, ce qui ne fit aucun plaisir aux chirurgiens du quartier ; ils se plurent à répandre maintes fois le bruit de sa mort, et les *Mémoires secrets* annoncèrent, en janvier 1780, le décès du « rebouteux » Dumont, « autrement Val-de-Choux (1) ». Les chirurgiens avaient pris leur désir pour la réalité : le Sieur Dumont, moins pressé, se contenta d'enterrer sa femme, depuis longtemps languissante (2), et d'en prendre une deuxième. Il poursuivit sa carrière sans souci de ses blasphémateurs, et jusqu'à la Révolution des élèves formés à son école furent placés dans les régiments et les hôpitaux militaires : Baile fut affecté comme chirurgien-major au Régiment de Paris, qu'il accompagnait en 1779 au Havre, et en 1780 à Montreuil s/mer. Le Sr Zumwald, originaire de Fribourg, se vit désigner en 1787 pour la compagnie générale des Suisses et Grisons, et fut remplacé à l'Ecole, sur autorisation du Maréchal de Ségur, par le Sr Albert de Taille. Dumont eut encore beaucoup d'autres d'élèves (3)

(1) *Mémoires secrets pour servir à l'Histoire de la République des Lettres en France* (par Bachaumont), Londres, in-12. — XV p. 40, 30 janvier 1780.

(2) *Ibid.*, XVIII, p. 1, 26 août 1781.

(3) Voici à ce propos un billet du Cardinal de Luynes : « Noston, ce 7 novembre 1779. Tout ce que vous me mandez, mon cher Bourbon, des prodiges qu'opere le Sr Dumond est presqu'incroyable

dont les noms ne nous sont point parvenus, et l'École militaire de chirurgie renoueuse ne ferma ses portes qu'au début de 1790.

J'ajoute qu'il ne borna point à cette enceinte ses exploits pédagogiques : et l'École d'Alfort entendit aussi sa parole.

Le portefeuille de l'Intérieur était alors aux mains de Bertin : passionné pour les progrès de l'agriculture et pour le bien public, ce Ministre sensible gémissait de la pénurie des secours médicaux dans les campagnes, trop souvent démunies de chirurgiens et de sages-femmes. Il pensa que les élèves des écoles vétérinaires pourraient rendre aux habitants des hameaux quelques services chirurgicaux ou obstétricaux, assurer au moins les premiers secours ; et une ordonnance royale rendue, à sa sollicitation, le 7 mars 1780, prescrivit l'établissement à l'École d'Alfort d'un cours de reboutage et d'un cours d'accouchements. Le premier fut confié au Sieur Valdajou, qu'on gratifia de 1.200 l. d'appointements annuels (1).

Sur ces entrefaites, Bertin ayant dû quitter le pouvoir, Necker maintint les résolutions de son prédécesseur ; mais les deux chaires furent supprimées le 16 août 1782 sous l'administration de Bertier de Sauvigny ; et Valdajou, qui n'avait guère professé plus de deux ans,

et surtout la reconnaissance que les chirurgiens d'abord si prevenus contre lui font de ses talents jusques au point d'envoyer leurs eleves se former a son ecole : c'est vraiment une conversion miraculeuse. Je suis enchanté de vous voir sur de votre guerison et d'esperer votre prompt retour. Le Card[l] DE LUYNES. »

(1) L. LÉVÊQUE (*loc. cit.*, p. 76) avance, d'après Claude des Charrieres, que Jean Joseph Fleurot du Val d'Ajol, après avoir donne ses soins en 1759-60 au jeune duc de Bourgogne, ne regagna pas immédiatement la Lorraine, et fut pendant quelque temps professeur de bandages a l'Ecole vetérinaire de Charenton. — Or, l'Ecole vetérinaire, provisoirement installee a Paris en 1765, ne fut ouverte a Alfort qu'en 1766. Il nous semble que cette nomination ne concerna jamais Fleurot, mais bien, comme le pense l'erudit historien d'Alfort, M. Moule, Dumont de Valdajon (Voy. A. RAILLIET et L. MOULÉ, *Histoire de l'Ecole d'Alfort*, Paris, Asselin et Houzeau, 1908, grand in 8°, p. 58, 281, 714, 716).

fut désormais réduit à son auditoire de la Rue du Petit Muse.

II. — La vie médicale aux armées du Roi. Lettres de chirurgiens.

Le dossier réuni par Chéreau sur Valdajou renferme de nombreuses missives de ses élèves. Cette correspondance jette un jour assez curieux sur la vie intime des chirurgiens militaires pendant l'ancien régime. Dumont s'y révèle comme un brave homme, paternel, obligeant et même un peu susceptible : il se préoccupe du sort de ses disciples, intercède pour eux, à l'occasion, aux Bureaux de la Guerre ou auprès du Prince et de la Princesse de Montbarey. Des lettres, des billets nous montrent l'intérêt personnel et soutenu que, de leur côté, le Ministre et son épouse, l'Inspecteur des hôpitaux militaires Imbert, le Commissaire ordonnateur des guerres Fabre de Charrin, le chef des Bureaux de la Guerre Melin portaient aux progrès, à la situation matérielle, à l'avancement de chacun de nos aides-majors. Petites brouilles, coups de tête, affectueuses réprimandes, tout s'arrange comme en famille et sans trop de souci de la voie hiérarchique. Nos chirurgiens, pour leur part, gardent à leur ancien chef et à Madame Dumont une gratitude sincère, presque filiale, à leurs protecteurs des sentiments de respectueux attachement, témoins de la déférente politesse et de l'affectueuse intimité qui régnaient alors entre le maître et l'élève, entre le supérieur et l'inférieur, et qui suffisent à montrer combien ce temps est loin de nous. La bureaucratie n'était pas inventée.

Vers le mois de mai 1778, le jeune Laroche, élève de Valdajou, fut envoyé à l'Hôpital militaire de Brest avec son collègue Chedieu. Mais la gloire de l'Ecole de Renouage n'avait encore fait de bruit ni dans Landerneau ni dans Brest : au nom de M. de Valdajou, les élèves chirurgiens brestois se mirent à rire et firent à nos deux exilés un accueil goguenard et quelque peu hostile. D'autre part, depuis l'incendie qui avait détruit l'Hôpital de la Marine le 20 novembre 1776, on avait dû disséminer les malades dans des abris provisoires, insuffisants, où le personnel sanitaire ne pouvait trouver place (1). Laroche s'accommoda, pour l'instant, d'un gîte chez son chirurgien en chef, M. Hugot d'Herville, qui fit tout son possible pour faciliter ses débuts. Aussi demanda-t-il à Dumont de s'employer à obtenir une bourse dans un Collège parisien pour le fils de son hôte.

Malgré les prévenances de leur supérieur, nos jeunes gens furent bientôt en proie à une nostalgie que je crois grandement imputable au défaut de pécune (2) : Laroche accusait l'insuffisance de ses appointements ; pour comble de malchance, Chédieu, qui se plaignait déjà de ne « pouvoir vivre ici sans dépenser du sien », fut volé et à grand'peine indemnisé par une somme de 300 l. ; la ville de Brest leur semblait sinistre. Cependant, les spectacles ne manquaient pas : les péripéties de la guerre franco-anglaise remplissaient le port de tumulte et d'émoi : « Si les Anglais viennent ce soir ou demain, soupirait Laroche, nous sommes perdus ; notre escadre vient de partir » (8 juillet 1778). Grâce au Ciel, les ennemis ne débarquent qu'à l'état de spécimens inoffensifs : on amène le 11 juillet une frégate britannique de 30 canons qui s'est laissé capturer. Un autre jour, on lance un vaisseau à l'eau, « ce

(1) Voy. sur cette situation LEVOT, *Histoire de la Ville et du Port de Brest*, T. II, Brest et Paris, 1865, in 8°, chap. III et IV, — et surtout les nombreux mémoires manuscrits de Langeron, qui donnent sur la question des hôpitaux et approvisionnements militaires en Bretagne pendant cette période des renseignements du plus haut intérêt. Bibliothèque munic. de Brest, Mss., Fonds Langeron, Carton III.)

(2) « Brest, dit M. de Langeron, est d'une cherté affreuse en temps de guerre, non seulement pour les vivres, mais pour les logemens que l'on ne trouve que difficilement et au poids de l'or ». (*Mémoire sur les Hôpitaux de Brest*, 22 janvier 1781. B. M. B.).

qui est très curieux par la mécanique qui forme cette ouvrage », observe le terrien Chédieu (août 1778).

Mais nos jeunes gens ont mieux à faire que de bâiller aux corneilles. Le 29 juillet, Laroche écrit en hâte à Dumont de Valdajou au milieu de grands préparatifs opératoires : l'escadre française a, dit-on, mis en déroute la flotte ennemie près d'Ouessant après un combat de quatre jours et ramène de nombreux blessés ; le surlendemain, il donne de plus amples détails sur la bataille. Il brûle de se faire la main sur les Anglais, j'allais dire *in animâ vili*. « Il ne me reste plus à voir à présent que l'escadre de l'amiral Kepel ou de Biron ammener ici avec la notre. Ah! pour le coup je couperai avec plaisir leurs jambes et bras. Ces maudits Anglois qui viennent de nous enlever encore une seconde frégate, la Pallas! » C'est pourquoi il supplie Dumont, le 7 août, de lui prêter une trousse à amputations, son chirurgien-major paraissant peu empressé de lui laisser la sienne.

La correspondance se poursuit ainsi entre Paris et Brest pendant toute l'année 1778 et le début de 1779. Laroche profite des allants et venants pour transmettre ses épitres et ses commissions : il fait venir des galons et boutons d'uniforme ; le comte de Langeron, Lieutenant général des armées du Roi, qui part pour la Bretagne, veut bien se charger des livres que le jeune chirurgien a laissés chez M. Dumont. Laroche se confond en remerciements ; il s'intéresse au sort de ses anciens collègues ; il n'oublie pas Mme Dumont et la plaisante sur son tempérament frileux : «Il lui semble la voir toute tremblante, rouge comme du sang de navet, courir auprès de son feu. » Pendant deux mois, il couve de soins assidus un perroquet qu'il lui destine, et qui meurt — l'ingrat ! — quelques jours avant le départ ! A défaut de volatiles, Laroche envoie des nouvelles : M. Dumont est l'homme le mieux renseigné, de toute la rue du Four, sur les mouvements des escadres.

la chasse aux espions anglais, les prises de corsaires et autres incidents maritimes.

« Notre port, dit une lettre du 1 mars 1779, a manqué d'être incendié dans la nuit du samedi au dimanche dernier de février; le feu prit à minuit moins un quart au *Roland*, vaisseau de 64 canons qui devait être de l'escorte de l'escadre de l'Inde; il devait mettre en rade demain mardi; Brest a été dans la plus vive allarme, on entendit au même instant le tocxin, la générale et les coups de canons d'avertissement; toute la garnison, ouvriers du port, matelots, bourgeois, tout se trouva dans le port pour le secourir et on doit plutot le salut au calme quil faisait, au clair de lune rare et à la mer haute qu'au moment. Il ne faisait pas du tout de vent, les étincelles retombaient perpendiculairement, la clarté et la mer haute donnaient la facilité de séparer et d'éloigner tous les autres vaisseaux qui l'entouraint; de dix à douze qui étaint à ses côtés ou le suivaint il n'y a eu qu'une frégatte de 32 canons qui ait eu le même sort. On ignore de quelle manière le feu a pris. »

Tant de catastrophes n'étaient pour nos gens que le moindre péril : la place de Brest était insalubre; il y régnait, dit le chirurgien Lesné de Bellin, un air « épais, humide, salé et scorbutique. » Le scorbut sévissait à l'état endémique sur la garnison; et lorsqu'il fallut la renforcer, parmi ces troupes mal nourries, mal ravitaillées, les épidémies firent plus de ravages que n'en eût fait la mitraille anglaise. Les hôpitaux furent vite remplis : les malades militaires envahirent les salles des pauvres, à l'Hôpital de la Charité de Brest; on en évacua sur le Folgoët, sur l'Hôpital et diverses communautés religieuses de Morlaix. M. de Langeron signalait, dans ses rapports au Gouvernement, l'insuffisance des locaux et le défaut du personnel : « Il n'y a pour officiers de santé à Brest que le Sr Sabatier, médecin; d'Herville, chirurgien major; La Roche, renoueur, et point d'élèves. On a été obligé d'envoyer un ayde au Folgoët (1) ».

(1) Langeron : *Hôpitaux de Brest, Mémoire*, 22 avril 1778 (B. M. B.).

A défaut du nombre, le zèle de ces Messieurs fit face à toutes les nécessités; au mois de septembre 1778, Imbert, alors en mission à Brest, ne manque pas d'aviser Dumont de Valdajou de la bonne conduite et des progrès de ses disciples, et aussi M. de Montbarey. Un brevet expédié par M. de Charrin nomme Laroche chirurgien major renoueur, adjoint à l'Hôpital militaire avec 1.000 l. d'appointements (83 l. 6 s. 8 d. par mois); Chedieu est promu aide-major, adjoint à son collègue pour les maladies des os, et, plus heureux encore de se voir augmenté de 200 l. à dater du 1er août 1778, ce qui porte ses appointements annuels à 886 l. Il est désormais assuré de se suffire et témoigne à son maître toute sa reconnaissance, en lui demandant toutefois de le faire exempter de garde par le Prince de Montbarey, obligation qu'il juge incompatible avec la dignité nouvelle dont il est revêtu. Le moment était mal choisi pour solliciter des dispenses : l'épidémie continuait à décimer l'armée : les deux majors (dont Laroche), trois élèves et un apothicaire furent atteints à leur tour ; les infirmiers bas-bretons, d'ailleurs plus nuisibles qu'utiles, faisaient eux-mêmes défaut; l'hôpital se trouva démuni; il fallut emprunter aux régiments des élèves, « c'est-à-dire, remarque Chédieu, des garçons frater des compagnies. » Imbert songeait à demander au Ministre un nouveau sujet, formé par Dumont, qui pût remplir la place d'élève laissée vacante par l'avancement de Chédieu.

Pendant ce temps, la famille Laroche croyait son rejeton sur le chemin de la gloire et de la fortune, et, du fond du Limousin (1), la sœur du chirurgien adressait à M. de Valdajou, en port payé, « une poule dinde aux trufes », en reconnaissance de tant de services (24 décembre 1778). Laroche était moins optimiste : il était à peine rétabli, accablé de travail, abandonné par tous les chirurgiens de l'hôpital, malades eux-mêmes. Il avait mangé près de 500 l. de son propre fonds pour

1 De Brive.

subsister, n'ayant rien touché de ses appointements depuis cinq mois, et se voyait « à la veille d'emprunter » (28 décembre 1778). Découragé, il avait pris un moment (octobre 1778) le parti de postuler, en cachette, une place de chirurgien dans le régiment du Dauphin, et ce au lendemain de son avancement, au nez et à la barbe de M. Imbert, alors à Brest. Quand la chose parvint aux oreilles de l'inspecteur et à celles de M. Dumont, ce fut un bel esclandre : qu'allait dire Madame de Montbarey sa protectrice ? Des épîtres fulminantes du ménage Dumont vinrent lui rappeler son devoir et stigmatiser son ingratitude. Laroche, tout penaud, se justifia comme il put et finalement renonça à son projet. Dumont l'excusa de son mieux auprès de la princesse, invoqua les entraînements de la jeunesse, et tout finit par une réconciliation générale et « mille embrassades à Madame Dumont ».

Cependant, M. de Langeron ne tarissait pas d'éloges sur le compte de son subordonné : « très bon », « excellent sujet », à « distinguer particulièrement » ; chacun de ses mémoires sur la situation du personnel sanitaire signale les titres de Laroche à la bienveillance de l'Administration. Aussi, vers le mois de juillet 1779, le jeune homme est promu chirurgien-major des hôpitaux militaires à St Malo. Honneur périlleux, car les épidémies continuent à sévir, et le Corps de santé fournit au méphitisme des hôpitaux son contingent de victimes. Les lazarets regorgent, écrit-il le 30 septembre 1779, et l'on y manque de personnel. A Brest, le médecin de l'Hôpital militaire et quatre chirurgiens sont morts ; quatre autres à Morlaix ; plusieurs de leurs collègues, également atteints, sont en danger (1). L'Administration ne paraît pas s'en émouvoir outre mesure, car, le 27 novembre 1779, Laroche mande de St Malo à Dumont qu' « on a fait des réformes considé-

(1) « Tous ceux qui ne sont point accoutumés à l'air des hôpitaux, dit un mémoire du temps, y périssent pour la plus part en peu de tems » (B. M. B.).

rables dans toutes les parties. Les deux tiers des employés aux fourages ont été licenciés, seize de nos chirurgiens ont subi le même sort et on attend tous les jours le même traitement pour les vivres. Nous ne sommes que deux chefs de conservé. »

Le 10 janvier 1780, notre homme, désormais affecté à l'armée de Rochambeau, tient garnison à Port Louis et parle d'aller achever l'hiver à Rennes avec le quartier général. En avril, il est cantonné à Morlaix ; en mai, la flotte de Ternay emmène en Amérique la première division de Rochambeau, mais laisse notre homme en France avec le corps de Wittgenstein. Le 2 octobre, il se morfond à Brest : « L'endroit, soupire-t-il, est toujours le même, ennuyeux, maussade, insupportable, etc. Aussi, bien heureux ceux qui s'en éloignent. » Son souhait n'est pas près de se réaliser : en novembre seulement, on reparle de l'envoyer en Amérique ! Mais il lui faut encore passer l'hiver dans ce séjour peu folâtre et ce n'est qu'au début de mars 1781 qu'on prépare enfin l'embarquement de son corps. Je ne sais ce qu'il advint de lui.

Les tribulations ne manquèrent pas non plus au jeune Fournier, qui, condisciple de Laroche chez M. Dumont, s'était vu désigner au mois de décembre 1778 pour l'Hôpital militaire de Valenciennes. Il s'embarqua sous une mauvaise étoile : la voiture où il prit place s'embourba près de Senlis ; on cassa une roue près de Roye, une autre à Péronne ; notre passager, tout transi, débarqua à Valenciennes en pleine nuit. Il alla rendre ses devoirs, le lendemain, au Commissaire des Guerres, M. de Crancé, qui l'adressa, en qualité de deuxième élève, au chirurgien major de l'hôpital. Pour toute bienvenue, il s'entendit morigéner à propos de son uniforme ; et son chef, qui assurément n'avait point lu le Règlement de 1778 sur l'Ecole de chirurgie renoueuse, lui reprocha de porter des boutonnières d'aide-major. En guise de consolation, on lui promit 10 écus par mois pour ses honoraires lorsque le nombre des malades permettrait de l'occuper : sans quoi, le premier élève en serait seul chargé, dès lors seul payé.

Fournier, n'ayant compté que 50 lits utilisés, en déduisit judicieusement que sa paye devenait fort problématique. Il en fut de même du vivre et du couvert. Autrefois, les chirurgiens étaient logés à l'hôpital et jouissaient d'une exemption de droits sur le vin et la bière ; mais ces privilèges étaient tombés en désuétude. Ses camarades, qui logaient en ville chez leurs parents, n'avaient pas les mêmes soucis. Pour lui, forcé de pourvoir à ses besoins, il ne trouvait point de chambre garnie à moins de 12 l., ni de dîner pour moins de 18 sols ; et il constata que, même en se privant de souper, il lui fallait débourser 24 sols par jour, avec un gain journalier de 20 sols. Encore faillit-il travailler *gratis pro Deo!* La sœur directrice de l'hôpital, chargée des finances n'entendait le payer que tous les six mois ou tous les ans, d'ailleurs en rognant le plus possible sur son maigre salaire. Le malheureux pensait à faire argent de ses effets chez quelque fripier ou à accepter l'offre d'un ami qui lui proposait une place dans les troupes de la Reine, à Bruxelles. Il s'ouvrit à Dumont de ses embarras, en le priant d'intervenir auprès du Prince de Montbarey et de M. Imbert. Dumont l'engagea à patienter et Fournier serra d'un cran sa ceinture. En février 1779, il avait épuisé depuis longtemps son modique pécule, devait trois louis à son aubergiste et attendait toujours ses appointements. On lui faisait espérer, il est vrai, le prochain report de ses honoraires au compte du Roi, moins mauvais payeur que les religieuses hospitalières ; encore ne seraient-ils que semestriels. Que faire d'ici là ? Il chercha quelques bénéfices illicites dans la pratique civile, et, pour avoir soigné un pauvre homme atteint de rupture du tendon d'Achille, faillit s'attirer un procès avec la communauté des chirurgiens du lieu (juin 1779) (1).

(1) Un arrêt du Conseil d'État du 28 septembre 1749 avait interdit aux chirurgiens majors des hôpitaux militaires toute immixtion dans la pratique civile.

Le malheureux échappa, Dieu sait comment, à la famine : en juillet 1779, il était au Havre ; en août, à Honfleur, comme chirurgien aide-major et prêt à s'embarquer sur *La belle Sophie* pour accompagner l'armée du Comte de Vaux dans la descente alors projetée sur les côtes d'Angleterre. Cette tentative ayant été abandonnée en septembre, au profit d'une expédition en Amérique (1), les troupes de Rochambeau se concentrèrent en Bretagne, et nous retrouvons Fournier, au printemps de 1780, à Morlaix, en qualité d'aide-major, sous les ordres de son camarade Laroche. Au mois d'avril, un grand espoir fit battre le cœur des élèves de M. Dumont : mandé à Brest par ordre du Roi, auprès d'un officier blessé, leur vieux maître était en route pour la Bretagne ! Ce fut entre tous une grande occasion de correspondance, et Fournier put presser sur son cœur, à Guingamp, la main de M. de Valdajou. Laroche, moins heureux, le manqua à Rennes. On était alors en plein branle-bas de départ : la première division de l'armée était partie le 2 mai pour le Nouveau-Monde avec douze chirurgiens, et Fournier attendait le moment de prendre la mer avec la deuxième. Mais les choses traînèrent en longueur ; envoyé en septembre 1780 au camp de Valognes, puis à Brest, il était encore immobilisé en décembre à Morlaix, sous la coupe d'un Commissaire des Guerres qui traitait fort mal ses subordonnés en général et les chirurgiens en particulier. Aucune lettre ne nous renseigne sur le reste de sa destinée.

De tous les élèves de Dumont, Thouin fut le mieux servi par les circonstances. Honoré d'un brevet de chirurgien major pour le Régiment de Lanan-Dragons, en date du 17 décembre 1778 (2), il arriva à Dôle le 30 janvier 1779 et fut bien reçu. Invité à dîner avec les

(1) Voy. Vte de Noailles, *Marins et soldats français en Amérique pendant la Guerre de l'Indépendance des États-Unis, 1778-1783*. Paris, Perrin, 1903, in-8°. Chap. IV.

(2) Pièces just. V.

officiers chez M. de Seilly, commandant du corps, et chez M. de Lanan, son colonel ; convié à la table du médecin de l'hôpital de Dôle avec le Commissaire des Guerres, il prend par avance ses précautions en vue de l'abstinence quadragésimale, à laquelle il se soumet, en bon catholique, le temps venu : « Je ne sais, dit-il à Dumont le 8 avril 1779, si le Carême ne vous a point dérangé ; quant à moi, je ne m'en suis aperçu que sur la fin ou j'ai fais mes pâques. » Plus heureux que ses collègues Fournier et Chédieu, qui, comme nous l'avons vu, risquaient de jeûner toute l'année, il trouva bientôt sa position assez satisfaisante pour convoler en justes noces (novembre 1779). Dumont de Valdajou eut probablement quelque rôle dans le succès de cette union : on ne manqua point d'en faire part à Mme de Montbarey, qui adressa ses félicitations aux jeunes époux. Les relations continuèrent, très cordiales, entre Dumont et son élève. Thouin l'entretenait de ses cures : il employait à l'occasion, pour les entorses et foulures, le fameux topique préconisé par Valdajou, et dans lequel il entrait de l'urine humaine (1). Mais bien qu'il fît merveille, le disciple se mêla de le perfectionner encore : « J'ai trouvé, annonçait-il à son maître, un cataplasme pour suppléer au vôtre en cas que vous ne voulussiés pas l'appliquer aux personnes comme il faut en raison de l'urine. » L'ingénieux Thouin passa par la suite à Metz, et Dumont saisit l'occasion de le recommander au Maréchal de Broglie, qui partait pour la Lorraine (1780).

(1) Nous n'avons pu retrouver la formule exacte du cataplasme de Valdajou ; en voici une dont il s'inspira probablement, tirée du *Manuel des Dames de charité ou formules de médicamens faciles à preparer*, 4e éd. Paris, 1758, in 12, p. 281 : « On peut se servir de l'urine chaude d'une personne saine dans un verre de laquelle on fait fondre du suif de chandelle en formant du tout un liniment clair dont on frotte chaudement la partie malade, l'enveloppant d'un linge. » — La C^sse^ de Ségur in *Pauvre Blaise*, Paris, Hachette, 1865, in 8°, p. 289-291 signale comme recette populaire encore en usage contre l'entorse, sous le nom de remède Valdajou, un mélange de son et d'urine, chauffé jusqu'à consistance de cataplasme, et dans lequel on fait fondre une chandelle.

III. — L'Établissement en faveur des indigens blessés sous la Révolution

Au déclin de l'ancien régime, M. Dumont de Valdajou coulait, en sa maison de la Rue du Petit Muse, des jours assez prospères. Il débitait une certaine *Eau jaune*, de son invention, qui guérissait infailliblement les coupures, coups d'épée, brulûres, érysipèles et ulcères de jambes; on l'appliquait pure sur les plaies et sous forme de cataplasme avec de la mie de pain de seigle, sur les tumeurs, inflammations des jambes et plaies variqueuses. L'inventeur possédait encore un onguent merveilleux, à 12 l. la livre, pour les contusions et les douleurs articulaires ; il en gardait jalousement la recette et ne la confiait qu'à ses plus chers élèves, sous le sceau du secret; ce qui leur valait de furibondes remontrances quand le maître les soupçonnait de quelque indiscrétion. Il complétait les bons effets de ses topiques par l'administration d'une « ptysanne purgative » à base de bourrache, buglosse, cerfeuil, chicorée sauvage, manne et séné mondé, fort propre à évacuer les mauvaises humeurs, à 30 sols la pinte (1). Et ce petit commerce grossissait le produit d'une clientèle fort mêlée, mais lucrative, et sans cesse accrue par le témoignage que les patients rendaient aux talents de M. Dumont.

Dom Marchand et Dom Malarme, doctes hôtes de l'Abbaye Saint-Germain, lui gardaient de la reconnaissance; les Carmélites de Saint-Denis le tenaient en considération sur la parole de la Révérende Mère Saint-Alexis, ancienne prieure, et le rapport de Madame Louise de France, qui attestait à tout venant « que ledit Sieur Dumont a[vait] guéri sous ses yeux le bras de Madame Adélaïde. » M. de Valdajou s'honorait de compter parmi ses clients « Mlle Du Chenois », MM. de Bombelles et de Durfort, le maréchal de Soubise et le

(1) Voy. Appendice, VI.

duc de Courlande, le Comte de Bassompierre et l'évêque de Poitiers, la Duchesse de Luynes et la Comtesse de Balbi. Point de jour où quelque billet de Madame Necker, de la Princesse de Montbarey ou de la Maréchale du Möy, du duc d'Estissac ou du Marquis de la Tour du-Pin ne lui adressât un protégé, laquais blessé, soldat éclopé, rebut des chirurgiens de régiment, des hôpitaux militaires et thermaux (1) ; point de jour où un accident ne l'appelât à l'Hôtel de Luynes pour les domestiques ; chez le prince de Condé pour les valets de chiens ; à Saint-Cloud, aux écuries du duc de Chartres ; à Versailles pour les gens du Roi. Marie-Antoinette elle-même le fit mander auprès de Campan, qui s'était démis le coude, et de Mme Holande, femme de son garçon de chambre (2). M. Dumont, qui était un homme soigneux de sa réputation, conservait précieusement toute cette correspondance et tenait un gros registre rempli du succès de ses cures et de certificats conformes (3). La Cour, la capitale et la province garantissaient son mérite ; il figurait sur l'Almanach Royal, dans la Faculté du Roi (4), en compagnie des Sieurs Dupont, Cousin et Balluet, Renoueurs ordinaires de S. M. ; il avait, au besoin, bouche à la Cour à la table des valets de chambre (5), et il espérait le Cordon de Saint Michel !

La Révolution, qui survint, changea quelque peu sa situation : le citoyen Dumont soigna beaucoup moins d'aristocrates et beaucoup plus de sans-culottes. Etabli Rue du Petit Muse, en plein Faubourg St Antoine, il eut à panser de nombreux vainqueurs de la Bastille, qui ne manquèrent pas, par la suite, de lui demander des attestations de leur courage civique : le Sieur

(1) Pièces just. VII.

(2) Pièces just. VIII, IX.

(3) Ce gros cahier, manuscrit, est intitulé : *Etat des cures que le Sr Dumont de Valdagou Chirurgien renoueur des Camps et Armées du Roi a faites.*

(4) *Almanach royal*, 1785, p. 606.

(5) *L'Etat de la France*, I. Paris, 1727, in-12, p. 436.

Galhiard, employé dans la Régie générale, lui dut la guérison d'un coup d'épée au bas du dos, et de plusieurs autres qui encore heureusement ne portèrent que sur son habit de côté, dont un perça la pate de la poche dudit habit. » Au dix août, ce fut bien pis encore : M. Dumont passa plusieurs journées à panser, débrider, opérer et recoudre les blessures d'innombrables soldats citoyens, auxquels il délivra des certificats de leur vaillance (1).

Mais si la Révolution lui procurait des clients, elle lui retranchait ses subsides. Au mois d'août 1789, le Ministre de la Guerre, M. de La Tour du Pin, ayant présenté au Roi un plan de réorganisation des hôpitaux tracé par l'inspecteur général Colombier, supprimant les appointements de Valdajou et de son élève, le monarque écrivit de sa main en marge du rapport : « *Bon à conserver attendu que ce sont deux sujets précieux pour l'humanité par leurs talens et les façons qu'ils donnent aux pauvres.* » Mais Louis XVI n'était plus le maître. Le 30 janvier 1790, M. Melin, chef du Bureau des fonds, transmit à M. Dumont l'ordre de paiement de son indemnité de logement pour 1789 (qui d'ailleurs resta en suspens) avec ses appointements (1.000 l.) et ceux de son premier élève Bailly (750 l.) pour le deuxième semestre de ladite année ; en revanche, il l'avisait qu'à partir du 1er janvier 1790 le Département de la Guerre ne pourrait plus assumer cette charge et qu'il eût à se pourvoir ailleurs. Dumont ne conservait que sa pension de retraite de 2.000 l., que la loi du 20 février 1791 vint provisoirement réduire à 1.125 l.

Dans ces conjonctures, le postulant fit agir M. Delessart auprès du Ministre des Finances, et sans plus de succès :

« Malgré l'intérêt que méritent certainement votre situa-

(1) Certificat autographe de Dumont délivré le 10 janvier 1793 à Denis Pinot « blaisée à lafaire du dix aoust dont il a eu la main droite écrassé ». — Un autre, du 10 avril 1793, en faveur de Réole Mercier « pour deux côte du côte droit forcé ». (Arch. Nat. F15 3270).

tion et vos services, lui écrivait son intercesseur le 20 avril 1790, il n'a pas cru devoir prendre sur lui de rétablir dans des circonstances aussi pénibles que celles où nous nous trouvons ce que la nécessité de ces mêmes circonstances a obligé le ministre de la guerre de réduire sur son département. »

Et il l'engageait à s'adresser plutôt, vu la qualité de ses obligés, au maire de Paris. Dumont suivit le conseil ; et, le 16 juin 1790, la Municipalité décida de lui continuer par mesure provisoire, jusqu'après l'Assemblée du département, les indemnités dont il jouissait antérieurement, et de lui en solder les arrérages à dater du 1er janvier 1790. Par malheur, cet arrêté ne fut pas exécuté, et Dumont sollicita le 19 juillet 1790, non moins infructueusement, le Comité des Finances de l'Assemblée nationale (1). Cependant, le 19 mai 1791, une nouvelle décision municipale lui accorda privisoirement 3.000 l. à compte, sauf approbation du Directoire du département. Le 19 juillet 1791, celui-ci considéra que la chose rentrait dans le chapitre des secours publics, sur lesquels l'Assemblée nationale s'occupait de légiférer ; et il renvoya toutes les pièces, avec l'avis le plus favorable, au Comité de mendicité. Mais la Constituante arrivait à l'expiration de son mandat, et le rapport relatif à Dumont ne put être fait.

Notre homme attendit la réunion de l'Assemblée législative et reprit sa bonne plume, en ayant soin de montrer à l'ancien régime tout juste assez d'ingratitude pour ne pas déplaire au nouveau. Il exposa le 30 décembre 1791, au Comité de mendicité et des hôpitaux, que depuis près de vingt ans il soignait gratuitement chaque semaine, et plus spécialement les Lundis et Jeudis, au moins deux cents pauvres estropiés ; que né sans fortune, et vivant de son travail, il leur fournissait néanmoins à ses frais les onguents nécessaires, et que cette affluence lui imposait aussi un loyer fort onéreux de 1.800 l. « *L'ancien Gouvernement, qui*, disait-il, *n'était*

(1) A. N., Dvi 45, No 670.

pas prodigue pour les choses utiles, n'avait pu se refuser à indemniser le Sr Valdajou de ses dépenses. » Et bien que ces subsides lui eussent été retirés ou réduits depuis le 1er janvier 1790, il avait poursuivi de ses propres deniers son œuvre humanitaire. En conséquence, il sollicitait la restitution des 2.000 l. de son indemnité de médicaments, des 1.500 l. de son indemnité de logement et le report à 2.000 l. de sa pension de retraite, alors restreinte à 1.500 l. et sur laquelle il n'avait encore touché qu'un acompte ; le tout imputable au Trésor public, vu l'insuffisance des finances municipales, ainsi que les arrérages échus depuis le 1er janvier 1790 et la rétribution de son élève. Au surplus, le pétitionnaire invitait l'Assemblée à vérifier ses dires en députant à l'improviste un de ses délégués au milieu de la foule qui, difficilement maintenue par une barrière à coulisse, se pressait à ses consultations gratuites.

Cette requête fut renvoyée le 11 mars 1792 au Comité des Secours publics (1) et mise à l'ordre du jour pour le 10 août ! La date était mal choisie, et la Législative, comme la Constituante, se dispersa sans avoir satisfait le Citoyen Dumont.

C'est pourquoi, le 22 septembre 1793, une députation du Conseil général de la Commune et des commissaires des 48 sections présenta à la barre de la Convention nationale (2) une pétition tendant à conserver aux citoyens de la grande cité la personne et les soins du C. Dumont Valdajou, connu depuis plus de 30 ans tant pour son désintéressement que pour ses succès de chirurgien renoueur ; à l'indemniser de ses frais depuis 1789 ; à lui restituer le traitement annuel dont il jouissait jadis et à convertir ce traitement en une pension viagère bien due à ses anciens services, afin qu'il pût

(1) *Procès-verbal de l'Assemblée Nationale* (Imprimé). Séance du 11 mars 1792, p. 149-150. — Cf. minute manuscrite de ce Pr. V., A. N., C 144 N° 179.

(2) *Procès-verbal de la Convention nationale*, 22 septembre 1793, p. 158.

continuer à secourir les indigents. Cette requête fut renvoyée au Comité d'instructio n publique, remise à Grégoire et finalement confiée au rapport de Bailly le 28 septembre 1793.

Le 29 brumaire an II (19 novembre 1793), dans la 156e séance du Comité, Bailly proposa à ses collègues, qui acquiescèrent, d'allouer à Valdajou une pension annuelle et globale de 5.000 l. (1). Mais, le 13 nivôse an II (2 janvier 1794), le Comité revint sur ces dispositions et vota, sur les conclusions de Bailly, de nouvelles résolutions. Bailly s'était rendu, en curieux, rue du Petit-Muse, et il en était revenu plein d'enthousiasme.

« J'ai vu, disait-il, Valdajou opérer pendant plusieurs heures de suite aidé dans ses travaux par 2 élèves et une épouse que la délicatesse de son sexe n'empêche pas de se livrer à des pansements qui répugneraient à des muscadines et auxquels cette citoyenne estimable donne ses soins avec autant d'humanité qu'elle trouve de plaisir à le faire. »

Et le Citoyen Bailly, ci-devant membre de l'Académie des Sciences et de l'Académie des Inscriptions, jadis l'un des Quarante de l'Académie française, poursuivait :

« Valdajou n'est point un de ces charlatans en médecine dont le nom se trouve inscrit sur les listes des facultés et des académies ; c'est l'homme de la nature qui par une application opiniâtre a su développer et perfectionner le talent qu'il a reçu d'elle. Anatomiste à sa manière, c'est en opérant sur les corps qu'il a appris l'articulation de la charpente humaine. Quiconque a assisté aux opérations qu'il pratique dans les différens traitemens des maladies des os a dû reconnoître que sa méthode est des plus judicieuses et fondée sur les principes les mieux raisonnés de la saine chirurgie. Les gens

(1) Bailly ne faisait plus alors partie du Comité d'I. P. ; mais la coutume voulait que le rapporteur, une fois désigné, gardât le bénéfice de son rapport, alors même qu'il n'appartenait plus au Comité. — Voy. *Procès-verbaux du Comité d'Instruction publique de la Convention nationale*, publ. et ann. par J. Guillaume. T. II, Paris, 1894, in f°, p. 511 et 866. T. III, Paris, 1897, in f°, p. 229.

même de l'art sont forcés de convenir que plusieurs des succès de cet heureux et habile artiste tiennent du prodige. » (1)

De pareils arguments ne pouvaient qu'entraîner l'Assemblée.

Le 3 pluviôse an II (22 janvier 1794), sur l'avis de ses Comités des finances et d'Instruction publique, la Convention nationale rendit le décret suivant :

« Art. I. Le citoyen Dumont-Valdajou continuera de jouir de la pension de 2.000 l. qui lui a été accordée pour trente années de service dans l'art de guérir.

II. Provisoirement et jusqu'à l'organisation définitive des hospices de bienfaisance il jouira de l'indemnité annuelle de 1.500 l. pour le logement destiné à le recevoir et à traiter les blessés, et d'une pareille somme de 1.500 l. pour fournir le linge et les médicamens nécessaires aux citoyens indigens : ces deux sommes seront prises sur les fonds de secours et de gratifications.

III. Il sera payé sur les mêmes fonds des arrérages qui lui sont dus et des avances qu'il a faites depuis le premier janvier 1790. » (2)

Un article additionnel, proposé par le Comité des Finances, vint rendre hommage à sa longue et philanthropique carrière : et la Convention nationale déclara, pour finir, « que le Citoyen Dumont-Valdajou a vait bien mérité de ses concitoyens par trente années de succès dans l'art de guérir ».

Constituante, Législative, Convention : il n'avait pas fallu moins de trois changements de régime pour exaucer les vœux du Citoyen Dumont-Valdajou : encore y trouva-t-il quelque déception : d'incessantes insurrections et la misère publique multipliaient les clients

(1) *Rapport sur le traitement du Citoyen Dumont Valdajou presenté (au nom des Comites des finances et d'instruction publique) par L. Bailly député par le Département de Seine (et Marne) lu à la séance du 15 frimaire ; Imprimé par ordre de la Convention Nationale.* Paris, Imprimerie Nationale, s. d., 8 p. in 8° (B. N. Le 38/394). — C'est par erreur que ce rapport porte la date du 15 frimaire : il ne figure pas au procès-verbal de ce jour, mais seulement à celui du 3 pluviôse an II.

(2) *Procès-Verbal de la Convention nationale*, 3 pluv. an II, p. 38.

qui venaient trois fois par décade solliciter les soins gratuits du rebouteur, alors que le discrédit des assignats rendait sa pension presqu'illusoire et que la rareté des denrées le privait des matières les plus nécessaires. Il put obtenir en l'an III, à force de sollicitations, quelques subsides en nature. Il lui fallut encore, en l'an IV, exposer à l'Administration des Subsistances qu'il employait annuellement, pour les onguents destinés aux pauvres, 100 livres d'huile d'olive fine, 100 livres de poix grasse blanche et du saindoux. Il n'avait pu se procurer cette année ni saindoux ni huile, celle-ci étant taxée à près de 12 l. la livre ; en l'an III, on lui avait délivré 30 livres d'huile pour 40 sols la livre. En conséquence, il suppliait l'Administration de réitérer cette faveur, « non pas au même prix que la dernière, mais à un prix qui ne force pas le citoyen Valdajou à mettre dans cette partie essentielle de ses médicaments une économie qui en ralentiroit les bons effets et retarderoit la guérison des infortunes pour qui ils sont destiné. » Et il conjurait le Ministre Benezech et le Directeur Rewbell de lui donner, en plus des 100 livres d'huile, 100 livres de poix, 100 autres de saindoux et enfin deux cordes de bois au prix où il était fourni aux boulangers, pour le chauffage du local où il dispensait gratuitement ses soins aux pauvres.

Je ne sais ce qu'il advint du succès de cette requête ; mais, en dépit de l'huile et du saindoux gouvernementaux, les affaires du pauvre homme n'allèrent guère mieux. Forcé de vendre une partie de ses effets et sur le point de quitter la maison, devenue trop onéreuse, qu'il habitait depuis 18 ans, Dumont exposa vers le début de l'an V sa triste situation « aux citoyens composans le Directoire exécutif », et aux « Representans du peuple du Conseil des Cinq cens ». Sollicitant un logement gratuit dans une des maisons de la République, il insinuait que l'Arsenal, et spécialement une maison sise Cour du Salpêtre, lui paraissaient infiniment propices à l'héberger : que son expatriation hors d'un quartier où il était connu depuis si longtemps infligerait aux sans-culottes blessés des contremarches pénibles, et que le déménagement lointain du Cabinet d'anatomie formé par ses soins assidus serait préjudiciable à la science autant qu'à ses finances. De nombreuses apostilles des administrateurs municipaux des 1er, 2e, 3e, 4e, 5e, 7e, 8e, 9e, 10e et 11e arrondissements, datées de frimaire et de nivôse an V, recommandaient à la bienveillance du Pouvoir « celui qui mériteroit des autels pour tout le bien qu'il ne cesse de faire » (1).

Le chirurgien renoueur Dumont de Valdajou, après un demi-siècle de dévouement aux pauvres, mourut dans la gêne au mois de germinal an VI.

IV. — Le Docteur Thierry-Valdajou

Le Sieur Dumont-Valdajou étant mort, sa veuve éplorée se mit en quête d'un gendre qui l'aidât à diriger son établissement. Elle ne tarda pas à le découvrir en la personne du Sieur Pierre Thierry, Tourangeau. Né à La Haye le 22 février 1773 (2), ci-devant clerc de

(1) *Memoire pour le Citoyen* Dumont-Valdajou *chirurgien renoueur demeurant à Paris rue du Petit Muse Division de l'Arsenal aux Citoyens représentans du peuple du Conseil des Cinq cens.* — *Mémoire pour le Citoyen* Dumont-Valdajou *chirurgien renoueur demeurant à Paris rue du Petit Muse Division de l'Arsenal Aux Citoyens composant le Directoire exécutif.*

(2) Pierre Thierry était fils de René Louis T. « notaire royal et apostolique et procureur au siège de cette ville » et d'Anne Antoinette Morin ; il fut baptisé le même jour, 22 février, en l'église Notre Dame de La Haye (actuellement La Haye Descartes, Indre et Loire). Parrain et marraine : Georges-Jacques T. dit Porteau, et Marie Véronique T., ses frère et sœur. (État civil de La Haye Descartes, comm. due à l'érudite complaisance de M. Jacques Rougé, de Ligueil.

Clerc de notaire jusqu'en 1790, puis élève en chirurgie, Thierry fut affecté à l'armée du Nord comme chirurgien de 3e classe à dater du 9 septembre 1793. « Le denomé cy-desus, disait de lui la Municipalité de Thenaille (Aisne) où il se trouvait en messidor an II, est bon patriote et remply ses devoirs avec zèle. » — Un *certificat de visite* délivré à La Haye (Hollande) le 8 nivose an IV (29 décembre 1795) signé Mollet, médecin en chef, Fabre, chirurgien en chef,

notaire, puis chirurgien de 2e classe à l'armée du Nord, Thierry avait guerroyé de 1793 à 1796, fait quatre campagnes sous Pichegru et Moreau, pansé les blessés sous les murs de Maubeuge (septembre 1793) et de Charleroi, sur le champ de bataille de Fleurus (juin 1794) et finalement conquis la Hollande, où il dirigea l'hôpital de Delft. Il s'y trouva fort mal en point et, de La Haye en Hollande, fut expédié presque mourant à La Haye en Touraine (nivôse an IV). Rétabli par miracle et promu, pendant sa convalescence, de la 3e à la 2e classe de son grade, il sollicita vainement, en brumaire an V, une place au Val-de-Grâce. Finalement, il accepta de se reposer de ses travaux guerriers dans les bras de Mlle Dumont, et de continuer l'œuvre philanthropique de feu son beau-père avec la collaboration effective de sa belle-mère. Le 12 floréal an VII (1er mai 1799), il fut nommé chirurgien du Bureau de bienfaisance de la Division de l'Arsenal en remplacement du C. Plessmann, décédé, et chargé de partager avec les deux autres officiers de santé du Bureau le soin des indigents de son quartier. Besogne gratuite autant qu'honorable, mais qui ne permettait point de soutenir la maison de la rue du Petit Muse.

C'est pourquoi la veuve Dumont exposa au Ministre

Lefevre, chirurgien de 1re classe, atteste que le C. Pierre Thierry « attaché aux hôpitaux de l'armée du Nord, est attaqué depuis plus de trois mois d'une fièvre intermittente » où l'on a « emploié inutilement toutes les ressources de l'art et qu'il a même changé d'air plusieurs fois sans succès ; » qu'il « est réduit dans ce moment à une faiblesse extrême accompagnée de sueurs colliquatives et de douleurs lancinantes dans les hypocondres » et que « le dernier moyen à employer est de l'envoyer respirer pendant quelque temps son air natal. » Pourvu d'un ordre de congé de 4 mois, du 27 nivose an IV, Thierry rentra dans ses foyers, sollicita le 17 floréal an IV (6 mai 1796) une prolongation qui lui fut accordée pour 2 mois le 1 prairial an IV sur certificats des officiers de santé Ballue et Enon. — Le 3 pluviose an IV, le ministre l'avait avisé de sa promotion à la 2e classe de son grade, avec ordre de rejoindre l'armée du Nord à l'expiration de son congé. — Le 23 frimaire an V, on lui refusa un poste au Val-de-Grâce, même au prix d'une rétrogradation à la 3e classe. (Arch. adm. du Ministère de la Guerre, Dossier *Thierry Pierre*).

de l'Intérieur qu'associée depuis seize ans aux travaux charitables de son mari, elle n'avait point cru devoir les interrompre depuis son décès, et sollicitait en conséquence la continuation des indemnités que le Trésor leur allouait jadis sur les fonds des secours à domicile. L'Ecole de médecine, consultée, déclara que ladite citoyenne ne pouvait avoir les connaissances nécessaires ni fournir de preuves suffisantes de capacités ; au surplus, elle crut devoir élever « des doutes sur la question de savoir si une femme peut être admise à ces épreuves. » A ces soupçons injurieux, la veuve Dumont opposa un certifcat du Docteur Poissonnier-Desperrières, des attestations du Bureau de bienfaisance et de la municipalité de son arrondissement, et un billet du Ministre des Finances la recommandant à son collègue de l'Intérieur. Elle sut convertir à sa cause le Bureau des hospices civils ; le bureaucrate chargé du rapport au ministre conclut, le 27 thermidor an VII (14 août 1799), que la veuve Dumont paraissait digne, à tous égards, de soutenir, avec l'assistance de l'officier de santé Thierry, une œuvre si profitable ; et qu'on pouvait lui continuer une indemnité annuelle de 2.000 livres, sur les fonds des secours à domicile assurés par les revenus de l'octroi. Le rapporteur n'omit pas de stigmatiser les maximes rétrogrades que l'Ecole de médecine avait formulées dans la circonstance.

« Les doutes de l'Ecole sur la question de savoir si l'on doit admettre des femmes à des épreuves ne paroissent pas infiniment réfléchis. Ce n'est pas sous un gouvernement républicain qu'on peut raisonnablement consacrer des principes aussy contraires à la liberté des professions, à l'encouragement des arts et au développement des talens. Les femmes ne sontelles pas d'ailleurs exercées dans l'art de l'accoument *(sic)*. Cet art est-il moins difficile à pratiquer que celui de traiter particulièrement les blessures, cette réflexion seule suffit pour faire cesser tous les doutes. »

Quinette se rallia à l'opinion de son subordonné, et

la subvention annoncée fut allouée à l'établissement de la rue du Petit Musc à dater du 1er vendémiaire an VIII (1). D'ailleurs, à dater du 19 germinal an VIII (9 avril 1800), la direction en fut officiellement confiée à Thierry-Valdajou, ce qui levait toutes les difficultés. Le 9 frimaire an XIII (30 novembre 1804), notre homme troqua son titre d'officier de santé contre le grade suprême, en soutenant devant l'Ecole de Santé de Paris une *Dissertation sur les fractures de l'avant-bras* (2), et il consacra des efforts désormais doctoraux au soulagement de l'humanité et à la propagation de la vaccine.

Au mois de juin 1809, Thierry sollicita de la bienveillance de M. de Montalivet, ministre de l'Intérieur, l'adjonction, à son traitement annuel, d'une indemnite de loyer de 1.500 fr., justifiée tant par l'allocation analogue jadis consentie à son beau-père que par le renchérissement des médicaments et l'afflux des blessés à la suite des grands travaux de son quartier. Je ne sais quelle en fut l'issue; mais ses états de services nous apprennent que son dévouement à la chose publique ne se ralentit pas :

« Pendant les dernières campagnes d'Allemagne, le Sr Thierry Valdajou a fait au dépôt de la Gendarmerie d'élite le service de chirurgien major en l'absence de celui ordinaire ; il a pansé et traité gratuitement les gendarmes du dépôt de Vincennes et de la Hollande casernés Rue du Petit Muse, et qui n'avoient point de chirurgien-major. »

(1) Elle est signalée dans le *Rapport* de Duquesnoy et Camus *au Conseil général des Hospices sur les Hôpitaux et Hospices, les Secours à domicile*, etc. Paris, Impr. des Hospices civils, fructidor an XI, in-4°, p. 27 du *Rapport sur l'Administration des Secours à domicile à l'époque du 1 germinal an XI.*

(2) *Dissertation sur les fractures de l'avant-bras* soutenue à l'Ecole de Medecine de Paris le 9 frimaire an XIII (Paris, Didot jeune, an XIII-1804, 34 pp. in-4° (Thèses de l'an XIII, n° 349). — Elle est dédiée à MM. Thierry père, notaire à La Haye (Indre-et-Loire), et Nicolas-Hubert Thierry, ex-procureur au Parlement de Paris. — Soit par observation personnelle, soit par une tradition héritée du bonhomme Dumont, Thierry insiste beaucoup sur l'importance des mouvements actifs et passifs, precoces (dès le 18e jour dans les fractures de l'olécrâne, v. p. 28, Obs. VIII) et prolongés longtemps après la consolidation.

Nommé le 31 janvier 1814, par le maire de son arrondissement et par le Colonel, chirurgien-major de la 9e Légion de la Garde nationale (confirmé dans ce grade par brevet du Maréchal Oudinot du 15 juillet 1816), il eut bientôt à donner ses soins aux victimes de l'invasion qui portait ses ravages sous les murs de Paris : il installa chez lui un hôpital permanent où plus de 600 soldats français trouvèrent les soins nécessaires : le 30 mars, sa maison fut le rendez-vous des blessés de la barrière du Trône.

Au retour des Lis, le Roi Louis XVIII daigna se souvenir du chirurgien-renoueur de Monsieur : et en mémoire du feu Sieur Dumont de Valdajou, il accorda, le 1er octobre 1814, au Sieur Thierry de Valdajou, son gendre et successeur, un brevet de chirurgien-renoueur attaché à sa personne royale, pour prendre rang le 9 janvier 1815. Le 14 janvier 1815, le Père Elisée, premier chirurgien de S. M., demanda à M. Thierry l'énumération de ses titres pour les Bureaux de la Maison du Roi.

Il y manquait une décoration : Thierry se fit recommander par son voisin, M. Machault d'Arnouville, pair de France, auprès du maréchal duc de Reggio : le 8 janvier 1816, Oudinot exprima ses regrets de ne pouvoir ajouter un seul nom à une promotion déja complète, promettant toutefois de songer au docteur si S. A. R. Monsieur autorisait une liste supplémentaire ; ce qui fut fait : le 11 août 1817, un nouveau brevet ajouta aux qualités de M. Thierry celle de chevalier de la Légion d'Honneur à dater du 16 janvier 1816.

Notre homme avait besoin de cette consolation : le 22 janvier 1816, le Dr Lefaivre, médecin ordinaire de S. M., faisant fonctions de premier médecin, avait eu la douleur d'informer son confrère que le Roi, devant aux besoins de l'Etat quelques économies et sacrifices sur sa liste civile, supprimait son traitement de chirurgien-renoueur (1.200 fr.) à dater du 1er janvier 1816, lui conservant toutefois le titre d'*honoraire* et *les honneurs du Service*. « Je ne dois point vous laisser ignorer, Monsieur, déclarait M. Lefaivre, combien il a été pénible pour S. M. de prendre une semblable résolution ; mais elle s'en console par l'espérance que cette mesure dictée par les circonstances ne sera que momentanée. »

M. Thierry s'empressa de montrer qu'il partageait cet espoir en sollicitant, le 18 janvier 1817, la restitution de ses émoluments ; à quoi le Directeur général de la Maison du Roi, Comte de Pradel, objecta le 19 avril que le budget de 1817, depuis longtemps arrêté, ne pouvait souffrir aucune modification. Le postulant prit alors ses précautions pour 1818 et fit agir de nouveau M. Machault d'Arnouville : le 30 janvier 1818, M. de Pradel se déclara desolé de ce que les motifs d'économie persistassent encore dans toute leur rigueur ; mais le Dr Lefaivre intervint à son tour avec assez de bonheur pour que Thierry fût avisé le 10 mars 1818 que S. M., « instruite du zèle et des soins qu'il ne cessait d'apporter pour le soulagement des malheureux indigents » lui accordait à titre d'encouragement une gratification de 1.000 fr. payable par quart chaque trimestre. Enfin, le 27 janvier 1819, Portal ayant pris, après la mort de M. Lefaivre, les fonctions de médecin du Roi, eut le plaisir de mander à M. Thierry que sa suspension n'était plus qu'une mesure rétrospective :

« Ce qui consoloit S. M. péniblement affectée de cette résolution, c'étoit l'espérance de rappeler un jour près d'Elle ceux de ses serviteurs que le malheur des circonstances en avoit éloignés. J'ai la satisfaction de vous annoncer, Monsieur et Cher Confrère, que S. M. ayant pris en considération les motifs que j'ai fait valoir pour que votre traitement vous soit rendu a bien voulu avoir égard à ma demande. »

Cette mesure gracieuse prenait date le 1er janvier 1819.

Cependant, M. Thierry Valdajou, docteur en médecine, chirurgien-renoueur du Roi, chirurgien-major de la 9e Légion de la Garde nationale, chirurgien du Collège Charlemagne et des Bureaux de Charité du IXe arrondissement, directeur de l'Etablissement en faveur des indigents blessés, chevalier de l'ordre royal de la Légion d'honneur, électeur et contribuable taxé à 2.150 fr. de contribution foncière, M. Thierry n'était point heureux : il lui manquait le cordon de Saint Michel. Il y prétendait tant par droit héréditaire — cette distinction ayant été promise avant la Révolution à feu Jacques Dumont son beau-père — que par légitime récompense de 25 années de dévouement aux pauvres. Il pria donc son protecteur M. de Machault d'agir auprès de S. E. le Maréchal duc de Bellune, ministre de la Guerre, auquel il s'adressa en ces termes le 5 juin 1822 :

« Monseigneur,

» J'ai l'honneur de me rappeler à votre souvenir pour vous avoir donné des soins il y a un an à l'occasion des suites d'un coup de feu à la cuisse ; et si le membre ne s'est pas raffermi comme vous pourriez le désirer, ce n'est pas faute de bonne envie de ma part, car j'ai fait tout ce qui dépendait de moi pour y parvenir. Dans le peu d'instants que j'ai eu l'honneur d'approcher de votre personne, j'ai vu que vous aimiez à obliger et à rendre justice. »

Dans le cas présent, le Ministre ne put faire preuve d'obligeance qu'en l'avisant, le 22 juin 1822, que les propositions pour le Cordon de St Michel devaient émaner du Ministère de la Maison du Roi. Et celle-ci ne lui adressa, en attendant mieux, qu'un surcroît de besogne : M. Ruffin, chirurgien de l'Intendance et du Garde-Meuble, étant parti pour un monde meilleur, on décida de ne pas le remplacer et de réunir son service à la Faculté du Roi. Le 31 janvier et le 21 février 1823, le baron Portal invita le Dr Thierry à donner ses soins, à l'occasion, aux employés et hommes de peine de cette administration, les médicaments devant leur être fournis par leurs pharmaciens ou par celui de la Direction.

Sur ces entrefaites, S. M. Louis XVIII rendit son âme à Dieu (16 septembre 1824) ; le Roi Charles X conserva son renoueur : le 12 novembre 1824, le duc de Doudeauville, Secrétaire d'Etat de la Maison du Roi, informa Thierry qu'une ordonnance du 27 octobre 1824 l'attachait au service de S. M. avec le titre de chirurgien-renoueur, à dater du 1er octobre ; il garda donc sa place, et ses honoraires, jusqu'en 1830.

Le 1er mai de cette année-là, le baron Portal annonça au Dr Thierry qu'une décision du 19 avril 1830 avait supprimé la place de chirurgien-renoueur du Roi, poste purement honorifique, puisque S. M. possédait un premier chirurgien, et dont l'octroi n'avait eu pour but que de marquer les services jadis rendus à la famille royale par M. Dumont de Valdajou. Mais le premier médecin y voulait apporter une compensation, et une missive du Comte de la Bouillerie, intendant général de la Maison du Roi, avisait Thierry que la même décision lui conférait l'honorariat et nommait son fils, Alexandre Thierry, chirurgien par quartier du Roi en remplacement de M. le Dr Beauchêne, décédé (1).

La Révolution de Juillet, qui survint, apprit aux deux Thierry qu'un Roi de France n'est pas beaucoup plus assuré de sa place que son chirurgien-renoueur. Le 1er septembre 1830, une lettre d'un M. Vautrol, sur papier du *Service de la Faculté (du Roi)* (ces deux derniers mots sont effacés sur l'en-tête), avisa M. Thierry père d'avoir à remettre ses pièces aux Commissaires liquidateurs de l'ancienne liste civile, au sujet de la pension de retraite à laquelle il pensait avoir droit. Quant à M. Thierry fils, qui n'avait servi que trois mois à la Cour, il se contenta désormais de soigner la démocratie..... Nous verrons ce qui en advint.

M. Thierry-Valdajou, renoueur honoraire du Roi continuait à traiter les pauvres dans sa clinique de la

(1) Il s'agit de Beauchêne le jeune, chirurgien par quartier du Roi ; il était fils de feu Edme-Pierre Chauvot-Beauchêne, médecin consultant du Roi (mort à Paris le 24 décembre 1824).

rue du Petit-Muse (1) lorsqu'un arrêté du 14 décembre 1830 supprima la subvention officielle dont elle était pourvue depuis 55 ans. Il s'empressa, de concert avec Mme Veuve Dumont-Valdajou, sa belle-mère, d'adresser une réclamation à MM. les Membres du Conseil général des hospices et de solliciter plus particulièrement l'appui de M. le duc de Doudeauville et celui de M. Camet de la Bonnardière, chargé du rapport (mars 1831). Le 15 juin 1831, le Conseil des Hospices, tout en rendant hommage au dévouement du requérant, considéra qu'on ne pouvait attribuer une subvention perpétuelle à un établissement qui pouvait déchoir après lui; que les Bureaux de bienfaisance paraissaient suffire aux besoins actuels. Néanmoins, n'osant spolier M. Thierry, il inscrivit en sa faveur au budget de 1832 un nouveau crédit de 2.000 fr., mais désormais annuel, et annuellement renouvelable, sur un rapport spécial, au moment du vote du budget (2). Et notre homme put poursuivre sans encombre l'exercice de ses charités, qui lui valurent parfois de singulières rencontres.

Une nuit d'hiver, Thierry, passant sur les boulevards, fut assailli : il se défendit vigoureusement à coups de canne et mit en fuite son agresseur. Le lendemain, ayant ouvert sa consultation, il vit arriver un blessé, le bras en écharpe et se prétendant victime d'une chute. « Nenni, répliqua le docteur, c'est une fracture par coups de bâton ; et l'auteur, c'est moi ! Regardez-moi bien ! » L'homme pâlit, rougit, se troubla et, tout penaud, le supplia de ne point le dénoncer, alléguant, pour son excuse, la noire misère où sa famille était plongée. Thierry l'interrogea, alla visiter son taudis et, ayant reconnu la véracité de ces propos, y laissa maintes fois son obole (3).

(1) Environ 500 par mois. — Voy. *Almanach medical* pour l'année 1824, Paris, Crevot, 1824, in-12, p. 72.

(2) *Conseil général des Hospices. Collection des minutes des arrêtés* Année 1831. Liasse 115. Arr nº 57252 (A.A.P.).

(3) *L'Illustration, Journal universel* du 17 avril 1852, p. 243, 2e col. *Courrier de Paris*, par Phil. Busoni.

Le Docteur Thierry-Valdajon, membre de l'Association des médecins de la Seine, mourut, au mois d'avril 1852, au n° 3 de la Place des Vosges où il s'était retiré (1); et le Dr Belhomme rendit hommage à sa mémoire devant la Société médicale du IXe arrondissement, dont le défunt était un des fondateurs.

V. — Un directeur de l'Assistance publique. Alexandre Thierry.

Le docteur Alexandre Thierry, héritier de ces longues traditions de bienfaisance, était né à Paris le 20 février 1803. Externe à l'Hôtel-Dieu en compagnie de Dalmas, de Michon, de Dumont, de Royer-Collard, élève de l'Ecole Pratique, qui rassemblait alors l'élite des étudiants, Thierry put entendre les leçons du vieux Boyer. Il eut pour maîtres plus directs Breschet, Marjolin et Dupuytren ; il fut avec Velpeau le préparateur de J. Cloquet, avec Bogros celui de Béclard ; il s'initia à la physiologie sous Magendie et suivit, durant plusieurs années, les cours de Zoonomie de M. de Blainville à la Sorbonne. « J'appartiens, Messieurs, disait-il plus tard dans une profession de foi à l'Académie, à l'Ecole dont Vésale, Cuvier, Bichat et Haller, MM. Magendie et de Blainville sont les représentants, acceptant avec eux les traditions de la Grèce et de Rome personnifiées dans Aristote, Pline, Galien et les Maîtres de l'Ecole d'Alexandrie ! »

Disciple du grand Aristote et de l'illustre Magendie, M. Thierry avait surtout hérité de ce dernier et de ses maîtres de l'Ecole anatomo-pathologique un esprit positif, dégagé des spéculations médico-philosophiques

(1) M. Thierry Valdajon a fort peu écrit. Nous ne connaissons de lui, outre sa thèse, que l'article suivant : *Préservatif de la Rage par la cautérisation avec le beurre d'antimoine*, par M. Thierry Valdajon, docteur médecin. *Bibliothèque physico-économique, instructive et amusante*, de Sonnini, 1810, t. II, p. 327-328. Ce procédé, déjà connu de Sabatier, « m'a toujours réussi depuis douze ans », dit l'auteur.

et se complaisant en la stricte étude des faits. Il fit de sa thèse inaugurale un recueil décousu de propositions sans aucun lien sur divers points d'anatomie comparée, de physiologie, d'embryologie et de chirurgie. Il y enregistre avec satisfaction quelques anastomoses nerveuses inédites et plaisante, au chapitre de l'Hypophyse, ceux qui ne se contentent point de l'observation pure et dissertent des causes finales : « Les anatomistes, les physiologistes et les philosophes, dit-il, se sont acharnés sur la glande pinéale ; de notre temps on l'a fait descendre de son trône ; elle n'est plus le siège de l'âme ; c'est un tampon qui, placé à l'orifice d'un canal, préside à la circulation du fluide encéphalo-rachidien. Est-ce la dernière fonction dont on dotera la glande pinéale ? » (1)

Les penchants d'anatomiste de M. Thierry et sa carrière exclusivement chirurgicale contribuèrent encore à maintenir sa pensée dans le plan des réalités tangibles. Son activité scientifique, dédaigneuse des ouvrages de large envergure, ou de longue haleine, se dispersa dans les colonnes de la *Gazette des Hôpitaux* ou de l'*Expérience* de Littré et Dezeimeris, en brèves observations, d'ailleurs consciencieuses, et en faits de pratique surtout relatifs à la pathologie articulaire et osseuse.

Thierry devait encore à cette formation scientifique une grande passion pour la physiologie expérimentale à laquelle Magendie sacrifia tant d'infortunés quadrupèdes. Il étudia la physiologie des nerfs avec Royer-Collard chez les lapins. Il entreprit, avec Lesueur, et divulgua dans une thèse soutenue en 1829 pour le Concours du Bureau central, des recherches sur l'influence de la circulation veineuse sur les convulsions artificielles ; il en tira l'hypothèse d'une pathogénie vasculaire du tétanos. Et, plein d'enthousiasme pour une méthode si fructueuse, il réclamait en 1836,

(1) P. 22.

dans l'enseignement de la clinique externe, l'introduction de la chirurgie expérimentale et de la pathologie comparée (1).

Il leur fit plus d'un emprunt utile à la thérapeutique humaine. La castration vétérinaire lui donna l'idée de substituer la torsion des artères à la ligature, qui laissait dans les plaies trop de corps étrangers. Il se livra sur ce sujet à quelques expériences avec Rigaut, chef des travaux anatomiques à l'Ecole d'Alfort. Elles lui permirent de disputer à Amussat la découverte d'une pratique qui, à la vérité, avait déjà été mentionnée ou soupçonnée par Galien. Mais Amussat la ressuscita le premier, chez l'homme, en février 1829, devançant ainsi Fricke, de Hambourg, qui ne l'imita qu'en octobre 1829, et Thierry, qui, ayant proposé ce procédé dès 1827 et de nouveau au début de 1829, n'avait opéré que sur des animaux (2).

Thierry s'inspira encore de la cautérisation ponctuée profonde des vétérinaires pour traiter les tumeurs blanches ; il essaya avec Leblanc, sur des chevaux, l'effet des injections iodées dans les synoviales articulaires, et en préconisa ensuite l'application à l'hydarthrose et à l'hydrocèle vaginale chez l'homme. Malheureusement, Thierry n'allait jamais jusqu'au bout de ses idées : soit scrupule scientifique, soit défaut d'esprit de suite, il expérimentait, proposait et laissait à d'autres les soins de poursuivre ses ébauches, quitte à réclamer plus tard une paternité devenue contes-

(1) A propos d'un cas de pustule maligne, pour lequel il eût voulu faire quelques expériences, Thierry exprimait en 1840, devant la Société médicale du IXe arrondissement le regret « qu'il n'y ait point à la Faculté un local et des moyens de faciliter les recherches sur les maladies contagieuses. » — La chaire de médecine comparée ne fut créée qu'en 1862 en faveur de Rayer.

(2) C. L. Ch. Schrader, *De la torsion des artères*, trad. du latin et augm. d'un aperçu critique sur quelques procédés récemment imaginés pour obtenir l'oblitération des artères en cas d'anévrisme sans avoir recours à la ligature, par A. Petit, de l'Ile de Ré. Paris et Londres, G. et J.-B. Baillière, 1834, 80 p. in 8°. — J. Rochard, *Histoire de la chirurgie française au XIXe siècle*. Paris, J.-B. Baillière, 1875, in 8°, p. 244.

table. Toute sa carrière est une série d'efforts louables sans récompense et d'entreprises laborieuses sans achèvement.

Dès le début de ses études, Thierry avait mis ses qualités — plus solides que brillantes — au service de légitimes ambitions. L'enseignement libre — alors florissant — était la pépinière des futurs professeurs, l'arène où s'essayaient les jeunes talents. Reçu aide d'anatomie (1826) en même temps que Maréchal, Jobert et les deux Bérard, Thierry donna des cours privés et publics d'anatomie et de physiologie (1826-29). Plus tard, professeur particulier de chirurgie et de médecine opératoire, il plaidait auprès du Ministre de l'Instruction publique la cause de ces maîtres officieux, auxquels l'Ecole pratique abandonnait à grand'peine des locaux insuffisants et qui procuraient aux élèves, vu les défauts et l'encombrement des cours officiels, d'indispensables répétitions. Ces chaires de hasard furent les seules où Thierry put faire œuvre didactique. Il avait échoué en 1827 aux épreuves du prosectorat, en 1829 à celles du Bureau central. La fortune ne lui sourit pas davantage, dans le même temps, au concours de l'agrégation qui vit triompher Ph. Boyer, Laugier, A. Bérard et Sanson. Il ne put prendre part, en 1836, au concours qui investit Sanson de la succession de Dupuytren. Au concours ouvert le 9 novembre 1840, pour la chaire de médecine opératoire, et qui fit de Blandin l'héritier de Richerand, Thierry connut une défaite également honorable. Trahi de nouveau par le destin lorsqu'en 1842 il disputa à Bérard, Chassaignac, Laugier, Malgaigne, etc., la chaire de clinique chirurgicale, il renonça désormais aux ambitions universitaires pour goûter les victoires plus faciles de la politique.

Ami d'Armand Carrel, le Dr Thierry collaborait au *National*; il brillait au premier rang de la milice citoyenne et, dédaignant d'y paraître sous le pacifique uniforme de sa profession, commandait en 1832 le 3e escadron de l'artillerie de la Garde nationale. Entré dès 1844 au Conseil municipal de Paris, et à ce titre membre du Conseil général de la Seine, il y occupa dignement sa place. « Parmi les vœux qu'émet annuellement cette Assemblée.... dit un contemporain, nous en trouvons plusieurs qui ont été formulés sous son inspiration et qui décèlent un homme bien pénétré de la nécessité d'améliorer autrement que par des paroles la position matérielle de la population et capable de prendre en toute occurrence le *Salus populi suprema lex* pour règle unique de sa conduite. »

Quand vint la deuxième République, le général Cavaignac ayant désigné d'autorité les nouveaux édiles par ses arrêtés des 4 et 10 juillet 1848, maintint Thierry à l'Hôtel-de-Ville. Le décret du 8 septembre 1849 lui conserva son mandat à la Commission départementale provisoire de la Seine et à la Commission municipale provisoire de Paris. Le 3 octobre 1849, il fut même porté à la vice présidence de cette Assemblée, dont il dirigea souvent les débats à la place d'Arago. La loi du 15 mars 1850 lui fit perdre sa délégation au Comité central d'enseignement, mais il figurait encore sur l'*Almanach impérial* pour 1853 parmi les membres de la Municipalité parisienne (1).

Le rôle politique du Dr Thierry pendant cette période fut assez effacé. Homme de second plan, oublié ou épargné par les petites biographies satiriques qui raillaient alors les maîtres de l'heure, ses sérieuses qualités le désignaient plutôt aux besognes utiles qu'aux triomphes éphémères de la popularité.

Chirurgien du Bureau de bienfaisance du IXe arrondissement, signalé par son zèle au moment du choléra de 1832 (2), il avait jadis proposé quelques réformes

(1) Voy. sur cette période troublée des institutions municipales Ch. Merruau, *Souvenirs de l'Hôtel de Ville de Paris, 1848-1852*, Paris, Plon, 1875, gr. in-8°.

(2) En 1831, lorsque le choléra ravageait la Pologne, Thierry avait répondu à l'appel lancé par l'Académie de Médecine aux médecins désireux d'y porter leurs secours, mais il ne fut pas du nombre des élus.

dans l'organisation des Bureaux de charité et des secours aux incurables. L'estime de ses collègues et l'amitié du ministre Bethmont, en le haussant à la direction de l'Assistance publique, lui fournirent l'occasion d'appliquer ses idées. Un arrêté du Gouvernement provisoire, en date du 25 février, le délégua à l'Administration des hôpitaux et hospices et lui donna pour adjoints Voillemier et Dumont.

« Ils furent tous trois, dit Dufaure, des « hommes pleins de zèle et de dévouement, mais dont la mission essentiellement provisoire et de circonstance n'a pu... être suffisamment définie. » (1) Les journées de révolution ou d'émeute, le chômage, la misère générale ne donnèrent à leur activité que trop d'occasions de se déployer. En février, la Boulangerie centrale des hôpitaux dut pourvoir à la subsistance des indigents et des gardes nationaux. Pendant les journées de juin, Thierry resta trois jours et trois nuits à l'Hôtel-Dieu, dirigeant personnellement les secours donnés aux malades, aux soldats et aux insurgés blessés. Il mit les approvisionnements des hôpitaux à la disposition du général Cavaignac et fit assurer par son Administration le service médical, pharmaceutique, et le ravitaillement des forts de Bicêtre et d'Ivry, où l'on entassait les prisonniers.

En matière administrative, Thierry dut se borner, par des temps si troublés, à pourvoir au plus pressé (2). En mars 1848, les médecins des Bureaux de bienfaisance furent convoqués, invités à présenter leurs doléances, et un arrêté du 25 mars réorganisa la gestion de ces établissements. Thierry fit encore quelques réformes dans le personnel de santé, améliora l'ordinaire des internes des hôpitaux, des vieillards, des enfants

(1) Cité par Ferdinand Dreyfus, *L'Assistance sous la seconde République (1848-1851)*. Paris, Cornély, 1907, 220 p. in-8°. — P. 90.

(2) Voy. *Assistance publique. Compte rendu par le Délégué du Gouvernement chargé des Hôpitaux, Hospices civils et Secours à domicile de la Ville de Paris. De son administration depuis le 25 février 1848.* Paris, Impr. Paul Dupont, 1848, 46 p. in-4°.

trouvés, des aliénés, organisa le contrôle des farines à la Boulangerie centrale. Les hôpitaux trop encombrés ne pouvaient plus suffire aux indigents : on supprima les lits payants à l'Hôpital Saint Louis et au Midi, en abaissant le prix de journée à la Maison nationale de Santé ; des dortoirs supplémentaires furent ouverts à Bicêtre et à la Salpêtrière, qui bénéficia en outre d'agrandissements et d'installations nouvelles. La Maison de retraite St Ferdinand encombrait de ses vieillards l'Hôtel-Dieu annexe : on prévit son transfert à Issy et son remplacement par un service chirurgical, et un service de pathologie infantile pour décharger les Enfants malades. M. Thierry s'intéressa également aux Enfants trouvés : il eût souhaité leur restituer le nom d'Enfants de la Patrie, que leur avait imposé la Grande Révolution ; mais ce projet subversif souleva de l'opposition en haut lieu ! Il subit avec résignation les démonstrations d'un médecin fouriériste, le Dr Savardan, qui lui apportait, avec une chaude recommandation de Victor Considérant, la solution mathématique, statistique, infaillible et intégrale de la question des Enfants trouvés par le moyen des colonies agricoles. Thierry facilita du moins à ses pupilles les moyens d'y échapper en allégeant les formalités de restitution des orphelins à leur famille.

Condamné par la détresse financière aux solutions transitoires et aux expédients, M. Thierry éprouva la difficulté de gouverner et l'impossibilité de contenter tout le monde : à peine nommé, il s'était vu accabler de demandes, sollicitations, pétitions, réclamations et objurgations : maires, représentants du peuple, particuliers, combattants des journées de Février, tous arguant de leur position, de leurs besoins, de leurs services, se ruaient pour eux ou pour leurs protégés à la curée des places, distinctions, pensions, secours et indemnités (1). Un mécontent déclamait contre Thierry

(1) Voy. A. A. P., XIIe série, 84. — 1848-49.

« parce que, excellent et honnête homme, il avait reculé devant la nécessité de mises à la retraite » où les quémandeurs impatients eussent trouvé leur profit (1).

M. Thierry, à son entrée en charge, avait seulement sollicité du Ministre de l'Intérieur la dissolution du Conseil général des Hospices; on maintint en fonctions l'ancienne Commission administrative pour assurer provisoirement les services. Dans une même mesure de prudence, tous les directeurs, économes et employés subalternes avaient été conservés pour entretenir le jeu normal de la bienfaisance jusqu'à réorganisation. Cette situation n'était et ne pouvait être que provisoire, et Thierry se préoccupa dès le début d'établir un régime légal et définitif d'assistance. Après s'être concerté avec Thierry, Dupont et Voillemier, le Maire de Paris proposa le 15 mai 1848 à l'approbation du Ministre de l'Intérieur Recurt un plan de réorganisation des hôpitaux, réservant et ajournant la question des secours à domicile. Le ministre avait bien d'autres soucis en tête et laissa à son successeur Sénard le soin d'en décider. Sénard prescrivit le 7 août au Préfet de la Seine de nommer d'urgence une Commission d'étude pour la réforme des hôpitaux et des secours à domicile. Un arrêté promulgué le 11 août 1848 par Trouvé-Chauvel y appela les délégués aux hôpitaux Thierry, Dumont et Voillemier; les représentants du peuple Boulatignier, Buchez, Lanquetin, Littré, Mortimer-Ternaux ; Vée, maire du Ve arrondissement ; Davenne, chef de division au Ministère de l'Intérieur, et les citoyens de Cambray, Lelennier et Husson. Les débats furent ardus : les trois délégués aux hôpitaux n'avaient pas même pu s'entendre et prônaient chacun leur

(1) *Notes à consulter par la Commission chargée de réorganiser l'Administration des Hospices civils de Paris*, factum autographié, de 2 f^{es} non paginés, s. d. (vers 1848), signé : *Vive la République! Un employé retraité.*

projet : (1) l'un avait été soumis en avril 1848 au Gouvernement provisoire, le deuxième le 2 juin à la Commission du Pouvoir exécutif, le troisième (celui de Thierry), présenté le 2 août au président du Conseil des Ministres, avec un supplément relatif aux secours à domicile. Tous trois ne s'accordaient que sur un point : la suppression de la Commission administrative et la nécessité d'un directeur général. Thierry et Dumont voulaient dissocier l'Administration des secours à domicile et l'Administration hospitalière : Voillemier les conservait réunies. Thierry proposait un directeur et un sous-directeur nommés par le Ministre sur la présentation du Préfet de la Seine, assistés d'une Commission de surveillance de six conseillers municipaux annuellement élus par leurs collègues. Voillemier et Dumont en décidaient autrement, et la Commission réfléchissait.

Cependant, M. Thierry, pressé de dresser ses projets budgétaires pour 1849, clamait bien haut son impatience et adressait à toutes les autorités compétentes de véhémentes objurgations. Mais l'Administration, impassible, procédait sans hâte à la rédaction d'un rapport, qui, sans se rallier à aucun des trois projets en présence, les conciliait tous dans un savant éclectisme (2). Le Préfet, dûment éclairé, en référa en haut lieu ; et les dossiers s'attardèrent quelque temps encore du Bureau de Dufaure au Comité de l'Intérieur pour aboutir finalement à la loi du 10 janvier 1849 (3).

Cette loi organisait définitivement la Direction générale de l'Assistance publique et fit de M. Davenne

(1) Voy. *Documents adressés à la Commission chargée de la réorganisation de l'Administration des Hospices, Hôpitaux et Secours à domicile de la Ville de Paris, Août 1848*. Paris, imp. Paul Dupont, 1848, 32 p. in 4. Préface signée : A. Thierry, 22 aoû 1848.

(2) *Rapport à Monsieur le Préfet sur l'organisation de l'Administration des Hôpitaux et Hospices de Paris*. Autographie. — A. A. P., n[lle] série, 84, 1848-49.

(3) Voy. Ferd. Dreyfus, *loc. cit.*, ch. III.

le successeur de Thierry. Celui-ci n'eut même pas la satisfaction d'instaurer un régime pour lequel il s'était donné tant de souci.

Pendant son passage à l'Assistance publique, Thierry avait également étendu sa sollicitude sur nos frères inférieurs. L'enseignement et l'exercice de l'art vétérinaire subissaient alors une crise fâcheuse. A l'instigation de son ami Urbain Leblanc, Thierry soumit quelques doléances au ministre Bethmont, et celui-ci nomma le 29 mars 1848 une Commission « chargée d'examiner les mesures à prendre pour compléter l'enseignement vétérinaire et réglementer l'exercice de la médecine vétérinaire ». Elle comprenait le doyen de la Faculté de médecine, des membres de l'Institut, des sommités d'Alfort, Leblanc, Thierry, etc. Un rapport très etudié fut élaboré et remis au Ministère. Mais Bethmont n'était plus au pouvoir ; son successeur Tourret montra une bienveillance évasive, puis tomba à son tour, et le projet de rénovation de l'art vétérinaire fut enterré (1).

Le Dr Thierry, désormais édifié sur la stérilité de l'action administrative, prit le parti de renoncer à la vie publique, et dès le début de l'Empire il reprit le cours de ses travaux scientifiques et l'exercice de la chirurgie. De nombreuses Sociétés savantes et professionnelles, Société hippocratique, Société anatomique, Société médico-pratique, Société médicale d'émulation, Association des médecins de la Seine, lui avaient ouvert leurs rangs ; la Société médicale du IXe arrondissement — dont il fut un des membres fondateurs (1840) (2) — l'avait élu à la vice-présidence ; un moment même, Thierry avait eu de plus hautes ambitions et brigué, sans succès, un fauteuil à l'Académie de

(1) Railliet et Moulé, *Histoire de l'Ecole d'Alfort*. Paris, 1908, gr. in-8°, p. 171-172.

(2) Voy. H. Roché, *Tableau de la Société médicale de l'ancien 9e arrt de Paris, 1840 à 1859. Bull. de la Soc. franç. d'Histoire de la médecine*, 1911, p. 451-483.

Médecine dans la Section d'anatomie et de physiologie.

Thierry n'eut que deux filles ; il vécut assez pour assurer leur établissement ; mais il apportait au cortège nuptial les tristes pressentiments d'une santé déclinante. Il mourut à Paris, la même année, le 22 décembre 1838 (1). Son aînée, Madame Denise, le suivit dans le tombeau à quelques jours d'intervalle, moins d'un an après son mariage, à peine âgée de vingt-deux ans. Ainsi finit la dynastie des Valdajou (2).

« Il est des hommes, dit un contemporain, qui n'emploient au soulagement des malheureux que les restes inutiles de leur fortune ou de leurs plaisirs. Thierry accepta souvent la gêne pour soulager l'infortune. Toujours prêt à faire le bien, rien dans l'exercice de ses devoirs, soit comme chirurgien, soit comme fonctionnaire public, ne lui a coûté pour rendre un service ou pour sécher une larme » (3).

Appendice et Pièces justificatives

I

« Madame Louise de frances que j'ai été voir hier, Monsieur, aux Carmélites de St Denis m'a chargé de vous demende de sa part un pot de votre pomade pour une Religieuse de cette maison si vous voulez bien le plu tot que vous le poures. Adressez le ou l'envoier à St Denis aux Carmelites pour Madame Louise, et le prix afin que Madame donne des ordres pour vous le faire tenir. Je suis sa première femme qui étoit chez elle lorsque vous avez eu le bonheur de la voir chez elle

(1) D'après l'*Illustration*. Le 28, d'après Vapereau.

(2) Voy. sur Thierry : Callisen, *Medizinisches Schriftsteller Lexikon der jetzt lebenden Verfasser*, XIX, Copenhague 1839, in-8°, p. 169, Art. Thierry fils (Alex.). — Et Supplément, XXXIII, Altona 1845, in-8°, p. 11. — Sachaile (Lachaise) de La Barre, *Les Médecins de Paris jugés par leurs œuvres*, Paris, 1845, in-8°, art. *Thierry*, p. 604-605. — Vapereau, *Dictionnaire universel des contemporains*, II, Paris, 1861, in-8°, p. 1687-1688. — Gurlt et Hirsch, *Biographisches Lexikon der hervorragenden Aerzte*, V, Vienne et Leipzig, 1887, in-8°, p. 653-654. — P. Larousse, *Grand Dictionnaire universel du XIXe siècle*, XV, Paris, 1876, art. *Thierry*.

Le portrait du Dr Thierry figure, avec une brève notice signée P., dans la *Nécrologie* de *L'Illustration, Journal universel* du 1er janvier 1839, p. 16, et dans la collection de portraits médicaux de la Bibliothèque de l'Académie de Médecine, 1re S., t. XIX, n° 3354.

la veille de sa retraite (1). Cette princesse ma dit hier que Madame Adelayde cettoit trouvé à merveille de votre pomade.

Votre très humble et très obéissante servante.

De Versailles, ce 15 may 1770.

CAQOYÉ (?)

(Lettre de 2 f^{es}, papier. — Bibliothèque de la Ville de Paris. N° 453).

II

Très fréquemment, les soldats malades, en traitement dans les Régiments ou dans les Hôpitaux militaires, servaient, par ordre du Ministre, de sujets d'expérience pour quelque traitement nouveau ; les essais de spécifiques anti-vénériens pratiqués dans ces conditions au cours du XVIIIe siècle sont particulièrement nombreux. (Voy. P. Delaunay, *Le monde médical parisien au XVIIIe siècle* ; Paris, 1906, in 8° Chap. VII, *Les Cypridologistes*). — Citons encore, à titre d'exemple, le *Procès-Verbal de l'effet du remède annoncé à Monseigneur le Maréchal Comte du Muy, Ministre et Secrétaire d'Etat ayant le Département de la Guerre par M. le Chevalier de Robien Ingénieur ordinaire du Roi à Sedan, lequel remède a été administré à l'Hôtel Royal des Invalides par M. Emond officier dans le corps royal d'artillerie....* etc. — Ce remède était préconisé contre l'épilepsie, la goutte, les scrophules, le rhumatisme et le cancer. Par ordre du Ministre de la Guerre en date du 25 novembre 1774, le Premier Médecin des camps et armées, Inspecteur des Hôpitaux militaires, Médecin de l'Hôtel Royal des Invalides, fit choisir dans les salles de cet établissement, par MM. Emond et de Robien, les sujets les plus dignes de leurs tentatives ; et les patients furent « presque tous.... rassemblés dans une salle particulière gardée par un sentinelle *(sic)* afin qu'ils ne pussent se soustraire au régime. »

(Mém. mns., fonds Langeron, Carton III, Bibl. munic. de Brest).

III

A Fontainebleau, le 24 octobre 1776.

« Le Roy à qui j'ai rendu compte, Monsieur, des propositions que vous avés faites de donner un cours de l'art de chirurgien renoueur que vous exercés a bien voulu les

(1) Madame Louise de France entra aux Carmélites de St Denis le 11 avril 1770 et y mourut le 23 décembre 1787.

approuver. En conséquence S. M. vous authorise comme vous le verrés par le Brevet que je vous envoye à vous choisir des Elèves pour leur enseigner les connoissances que vous avés aquises dans ce genre et qu'elle a jugé qu'il étoit très utile de répandre. C'est pour cet effet qu'en vous laissant le choix des élèves que vous ne prendrés néanmoins qu'avec mon agrément elle entend que vous vous attachiés surtout à former quatre chirurgiens déjà instruits qu'elle est dans l'intention de placer lorsqu'ils auront été jugés capables de professer eux-mêmes l'art de chirurgien renoueur. Cette disposition en vous annonçant la confiance qu'on a dans vos talens doit redoubler votre zèle pour la justifier.

SAINT GERMAIN.

(Lettre signée, 2 f°, papier. — Bibl. de la Ville de Paris).

IV

Réglement | Pour | le Sieur Dumont de Valdagou Chirurgien | Renoueur des Camps et Armées du Roy | Concernant l'Ecole de Chirurgie Renoueuse | Etablie le 24 Octobre 1776 | à Paris.

Le Roy s'étant fait représenter le brevet expédié au Sr Dumont de Valdagou le 24 octobre 1776 par lequel Sa Majesté a bien voulu le nommer chirurgien renoueur de ses camps et armées et le charger en qualité de démonstrateur d'instruire dans son art les élèves en chirurgie qui se destineroient au service militaire. S. M. a jugé que pour étendre les avantages de cet établissement il étoit à propos de lui donner une forme qui servit à les assurer. en conséquence S. M. a reglé ce qui suit.

Article I. — L'Ecole en l'art de chirurgien renoueur étant une institution militaire les élèves en chirurgie qui y seront admis acquerront le droit d'être employés dans les hôpitaux, dans les garnisons, dans les armées lorsqu'ils auront donnés des preuves suffisantes de leur capacité.

Art. II. — Cette Ecole sera dirigée par le Sr Dumont de Valdagou qui réunira à sa qualité de démonstrateur celle de chirurgien renoueur des camps et armées du Roy que lui attribue le brevet qui luy fut accordé le 24 octobre 1776. Cette Ecole sera composée de quatre élèves au plus qui seront tenus de lui obéir comme à leur superieur dans tout ce qui concerne le service de ladite Ecole.

Art. III. — Les Elèves qui désireront être admis dans cette Ecole ne pourront l'être qu'à raison des connoissances qu'ils prouveront avoir acquises dans toutes les autres parties de la chirurgie et qu'autant qu'ils se montreront capables d'exercer les places auxquelles ils seront appellés. En conséquence ils ne seront reçu par le Démonstrateur qu'après avoir fourni les atestations ou certificats qui leur seront demandés et que de l'agrément du Secrétaire d'État de la Guerre auquel les certificats seront représentés.

Art. IV. — Il sera assigné au Sr Dumont dans la Ville de Paris un emplacement convenable tant pour exécuter les opérations chirurgico-renoueuses, pansemens et traitemens qu'il doit faire gratuitement aux pauvres qui se présenteront que pour donner les leçons relatives à la théorie et à la pratique de son art.

Art. V. — Tous les lundis et jeudis de chaque semaine depuis deux heures jusqu'à cinq heures se feront dans led. emplacement toutes les opérations qu'exigera le service public et auxquelles assisteront les élèves admis. — Toutes ces opérations se feront par ledit démonstrateur qui devra indiquer à ses élèves la nature et le degré de chaque maladie de même que les signes qui peuvent ou suspendre ou nécessiter l'opération ; ensuite il leur enseignera la manière d'opérer les manœuvres et les coups de main qui lui sont propres ; il leur fera connoître les topiques qu'il convient d'employer ainsi que les moyens à mettre en usage pour parvenir à la guérison. — En même temps qu'il instruira de la sorte ses élèves il aura soin de s'assurer de leurs dispositions et de les exercer eux-mêmes en commençant d'abord par leur côntier les petites opérations et en continuant à les former insensiblement jusqu'au point de les mettre en état d'exercer toutes les autres.

Art. VI. — Le grand nombre d'hommes estropiés et contrefaits provenant en partie des vices de conformation de l'enfance, le démonstrateur devra de même enseigner à ses élèves la méthode qu'il pratique pour remédier à ces vices de conformation et leur apprendre à prévenir ainsi les maux qui en sont la suitte.

Art. VII. — Ne pourront se dispenser sous aucuns prétextes les quatres élèves en exercices de se trouver du commencement à la fin à toutes les séances des lundis et des jeudis. Ils y serviront d'aides pour les opérations et les pansemens et ils y exécuteront ponctuellement tout ce qui leur sera ordonné par le démonstrateur relativement au service.

Art. VIII. — La théorie des maladies qui sont du ressort du chirurgien renoueur devant entrer dans le plan des études desdits élèves, ledit démonstrateur leur fera tous les mardis de l'année à une heure réglée des leçons dans lesquelles il expliquera les différences, les causes, le diagnostic et le prognostic de ces maladies en leur rendant raison des traitemens qu'il met en pratique.

Art. IX. — Comme c'est par la connoissance des os, de leurs articulations et de leurs usages que s'éclaire la chirurgie renoueuse, le susdit démonstrateur sera tenu de faire tous les ans depuis le premier Décembre jusqu'au premier Mars un cours d'ostéologie sèche et fraiche auquel lesdits Élèves seront astreints d'assister.

Art. X. — Et pour s'assurer si les Élèves en exercice apportent aux susdites leçons soit théoriques soit pratiques ainsi qu'aux susdits cours d'ostéologie une attention convenable il sera fait le premier samedi de chaque mois une assemblée dans laquelle chacun de ses élèves sera obligé de répondre aux questions qui leurs seront proposés par le démonstrateur sur les matières qui auront été enseignées le mois précédent.

Art. XI. — La Police qui doit être observée tant dans l'espèce d'infirmerie où se feront les opérations et les pansemens que dans l'École où se donneront les leçons sera confiée au démonstrateur. Il y veillera sur la conduite et sur les travaux des Élèves et il aura soin d'y rendre publics les susdits exercices afin que tous chirurgien qui pourront remplacer lesdits élèves pour la partie du renouage puisse en profiter.

Art. XII. — L'intention de sa S. M. étant de placer lesdits Élèves lorsqu'ils s'en seront rendus dignes, le démonstrateur quand il aura reconnu dans un éleve en exercice les connoissances et l'expérience suffisantes pour pouvoir exercer avec distinction l'art de chirurgien renoueur en informera le Secrétaire d'État ayant le Département de la Guerre et ce ne sera qu'après que ledit Démonstrateur aura répondu des talens de l'élève que ce dernier obtiendra l'avancement qu'il aura mérité.

Art. XIII. — Dès l'instant que les Élèves seront places le Démonstrateur avant leur départ sera obligé de leur communiquer par écrit toutes les recettes des différents topiques qu'il emploie pour la guérison des maladies de son ressort et de leur apprendre à les composer par eux-mêmes.

Art. XIV. — Le Démonstrateur continuera de porter l'uniforme de chirurgien major d'armée qui lui a été assigné et les élèves en exercices celui de chirurgien aide-major des hôpitaux militaires suivant la décision du 25 décembre 1777.

Fait et arrêté à Versailles le 16 juillet 1778.

Signé Louis et plus bas Le Prince de Montbarey. »

(Mns de 6 f^{os}, non paginés, papier. — Bibl. de la Ville de Paris).

V

Brevet de Chirurgien-major du régiment de Lanan Dragon pour le nommé Thouin

Aujourd'hui dix-septième du mois de décembre 1778 le Roi étant à Versailles, bien informé de la capacité, expérience au fait de la chirurgie, vigilance et bonne conduite du nommé Thouin chirurgien-renoueur et de sa fidélité et affection à son service, Sa Majesté lui a donné et octroïé la charge de chirurgien-major à la suite du Régiment de dragons de Lanan..... Pour dorénavant en faire les fonctions et en jouir avec honneurs, autorité, prérogatives, droits et appointemens qui y appartiennent, tels et semblables dont jouissent ceux qui sont pourvus de pareilles charges. M'ayant Sa Majesté pour témoignage de sa volonté commandé de lui expédier le présent brevet qu'Elle a signé de sa main et fait contresigner par moi Conseiller Secrétaire d'Etat et de ses commandemens et finances.

Louis Le Prince de Montbarey.

(Copie de la main de Thouin, au dos d'une lettre datée de Dole, 1er fév. 1779, adressée à Dumont de Valdajou). — Bibl. de la Ville de Paris.

VI

L'onguent anthelminthique de Valdajou

Est-ce à Dumont, ou à quelqu'autre des Valdajou qu'est dû *l'onguent anthelminthique* dit *de Valdajou* qui eut longtemps droit de cité dans la pharmacopée? Je l'ignore. A. J. L. Jourdan (*Pharmacopée universelle ou Conspectus des pharmacopées*..... 2e éd., Paris, J. B. Baillière, 1840, in 8°, I, p. 319) en donne deux formules.

La première est empruntée à la *Farmacologia* de Ant. Giordano (Turin 1833).

Pr. Asa fœtida } ãa une once = 28 gram.
Cire jaune }
Beurre frais, 8 onces = 221 gram.
Poudre d'absinthe } ãa un gros = 3,4 gr.
— de tanaisie }

Faites fondre la cire avec le beurre, ajoutez les deux poudres mêlées ensemble, puis l'asa dissoute dans de l'essence de térébenthine.

La seconde formule est ainsi énoncée par Swediaur (*Pharmacopœa medici practici* : Bruxelles, 1817) :

Pr. Cire jaune — 1 once 1/2 = 45 gram.
Beurre frais.... 12 onces = 360 gram.

Ajoutez au mélange fondu :

Fécule verte d'absinthe } ãa 3 onces = 90 gram.
— de tanaisie }

Faites cuire jusqu'à consomption de l'humidité, passez et ajoutez :

Teinture térébenthinée d'asa fœtida... 1 once = 30 gr.

Mêlez.

L'onguent anthelminthique de Valdajou est encore cité, mais sans aucun détail, dans la 15e éd. de *L'Officine* de Dorvault, par Lépinois et Michel. Paris, 1910, grand in 8°, p. 971.

Cadet de Gassicourt (*Bulletin de Pharmacie*, T. II, 1810, p. 432) donne une autre formule de l'« Onguent du Valdajol », employée dans les luxations.

Faire fondre à feu doux, avec un peu d'eau chaude au fond de la bassine :

Huile d'olives très fine 4 livres
Poix résine } ãa 2 livres
Poix blanche }
Cire jaune 1 livre.

Quant tout est liquide, ajouter :

Feuilles de sauges contuses 4 poignées
— de rue } ãa 1 poignée.
— d'absinthe }

Faire chauffer et évaporer jusqu'aux 3/4 de l'humidité en agitant continuellement, passer, laisser refroidir ; faire fondre de nouveau, ajouter :

Ess. de térébenthine — 4 onces

passer dans un linge et agiter jusqu'à refroidissement.

(Comm. de M. le Dr Dorveaux).

VII

« *Gardes françaises. Compe de Marsan.* Il est permis au nommé Serol, fusilier de ladite compagnie revenu des Eaux de Bourbonne sans avoir été guéri d'une ankylose au genou de se faire traiter par M. Dumont de Valdajou chirurgien renoueur de Monsieur. A Paris ce 31 octobre 1781. De Sauzay.

(Lettre signée, 1 fo, papier). (Bibl. de la Ville de Paris).

VIII

« Madame la Dauphine fait dire à Monsieur le Comte de Tessé d'envoyer demain une chaise à Paris à l'Hotel de Luynes pour amener le St Valdagio pour aller voir M. Campan qui s'est foulé le bras hier par une chute. » — « Rue St Anne au Pavillion de Mr. Tellier. »

(1 fo mns. papier, s. d.).

IX

Versailles ce Mercredy au soir 14 novembre 1781. La Reine me fait ordonner, Monsieur, d'envoyer ce soir une chaize pour vous amener demain matin le plus tôt possible au Cœur volant près Marly chez Me Holande femme de M. Holande garçon de la chambre de S. M. C'est une jambe cassée, ainsy voyez les choses dont vous pourrez à vous pourvoir. La Reine s'intéressera beaucoup à la nécessité de cette opération. Je suis... etc. de Genouilly.

(Lettre autogr. signée, 1 fo, papier. — Bibl. de la Ville de Paris).

X

BIBLIOGRAPHIE DES TRAVAUX MÉDICAUX DU Dr ALEX. THIERRY

Propositions sur quelques points d'anatomie, de physiologie, de médecine et de chirurgie. Thèse de la Faculté de Médecine de Paris. Paris, Didot jeune, 1828. 20 pp. in 4o.

De la torsion des artères. Paris, J. B. Baillière. 1829. 22 pp. in 8o. 1 pl.

De causis, differentiis et effectibus combustionum in vivi partibus corporis et de earum medela tam interna quam externa. Parisiis, ex typis E. Duverger, 1830. 14 pp. in 4o (Thèse d'agrégation).

Opinion sur la Clinique chirurgicale. Paris, J. B. Baillière, 1836. 32 pp. in 8o.

Des diverses méthodes opératoires pour la cure radicale des hernies. Thèse d'agrégation présentée et soutenue le .. février 1841. Paris. Impr. Moquet et Cie. 1841. 114 p. in 4°.

Quels sont les cas où l'on doit préférer la lithotomie à la lithotritie et réciproquement? Thèse de concours. Paris. Impr. Moquet et Hauquelin. 1842. 152 p. in 4°.

A Messieurs les Membres de l'Académie Royale de Médecine. Paris. s. d. Impr. Cosson. 4 p. in 4° (Profession de foi pour sa candidature).

Note des travaux du Dr A^{dre} Thierry (Thèse inaugurale. 6 août 1828). — Paris. s. d. Impr. Cosson. 4 pp. in 4° (Exposé de ses titres scientifiques, très imprécis et sans dates).

Sur l'application du perchlorure de fer de l'extérieur à l'intérieur. Paris. J. B. Baillière. 1854. 14 pp. in 8°.

COMMUNICATIONS ET ARTICLES DIVERS

Dans le **Bulletin de la Société anatomique de Paris** (2 éd. Paris 1844-45).

Description d'une variété d'origine et de direction des artères cubitale et radiale (1827, p. 35).

Un cas de luxation de la première phalange du pouce sur la deuxième. *Ibid.*, p. 188.

Accidents mortels dus à un corps étranger de l'œsophage: ramollissement et perforation de l'œsophage, passage de la dragée dans la plèvre (1828, p. 209, avec Breschet).

Remarques et observation sur l'hémorrhagie de l'artère intercostale (*Ibid.*, p. 151-153).

Dans le **Bulletin de l'Académie de Médecine**.

Mémoire sur le nerf pneumogastrique et le grand sympathique. Bull. de l'Acad. Royale de Médecine. T. III. 9 avril 1839. p. 730 (non publié).

Luxations du pied. Ibid. T. V. 23 juin 1840. p. 308-309.

Blessure de la veine sous clavière gauche. Ibid., 7 juillet 1840. p. 363-366.

Luxation du pied. Ibid., 7 juillet 1840. p. 366-367.

Dans les **Comptes-rendus hebdomadaires des séances de l'Académie des Sciences**:

Opération pratiquée pour un cas d'encéphalocèle remarquable. T. IV. 1837. p. 335 (simple mention).

Histoire d'une fracture du bras gauche restée non réduite et non consolidée depuis le 26 juin 1836 jusqu'au 13 janvier 1837.

guérie par l'application du bandage amidonné. T. V. 1837, p. 758 (simple mention).

Mémoire sur un déplacement complet de l'articulation tibio-fémorale droite après une déviation de nutrition dans les surfaces osseuses qui la constituent. T. VI, 1838, p. 654 (simple mention).

Réclamation de priorité contre Serres à propos des *rapports de l'amnios avec l'embryon.* T. VIII, 1839, p. 177 (analyse succincte).

Expériences concernant l'action des nerfs (avec Royer-Collard). T. XV, 1842, p. 1016 (analyse succincte).

Sur des expériences antérieures à celles de M. Amussat concernant la torsion des artères. T. XVI, 1843, p. 192-193.

Sur la question de priorité concernant la torsion des artères. Lettre de M. Thierry. Ibid., p. 463-464.

Expériences sur la guérison du vessigon des chevaux par les injections iodées et vineuses dans les synoviales et par l'application de pointes de feu fixes et pénétrantes (avec Leblanc). T. XVII, 1843, p. 138.

Traitement des vésigons et molettes chez les chevaux par des injections iodées dans les cavités articulaires (avec Leblanc). T. XX, 1845, p. 875-877.

Dans **L'Expérience, Journal de Médecine et de Chirurgie** :

Opération pratiquée par le Dr Alexandre Thierry fils pour un cas d'encéphalocèle remarquable. T. I, 20 novembre 1837, p. 54-56, et pl. (Cf. C. R. de l'Acad. des Sciences, 1837, T. IV, p. 335).

Deux observations d'épanchement dans le péritoine dû dans un cas à la rupture d'une poche urineuse, dans l'autre à la perforation du rectum. Ibid., 20 décembre 1837, p. 157-159.

Notice historique sur M. D.... ancien magistrat, et sur une singulière monomanie dont il fut affecté avec conservation des autres facultés intellectuelles. 25 mars 1838, p. 460-461.

Lettre à propos des amputations. *Ibid.*, 15 avril 1838, p. 525-527.

De la cautérisation employée dans le traitement des tumeurs blanches. Ibid., 20 mai 1838, p. 636-638.

Luxation graduelle de l'articulation tibio-fémorale droite. T. II, 20 juin 1838, p. 60-62.

Lettre au Ministre de l'Instruction publique en faveur de l'enseignement médical particulier. *Ibid.*, 18 octobre 1838, p. 416.

Analyse critique du *Traité de l'affection calculeuse* de Civiale. T. III. 17 janvier 1839, p. 44-46.

Analyse critique du *Traité de médecine opératoire* de Sédillot. *Ibid.*, 20 juin 1839. p. 396-398.

Du Tétanos. Lettre à M. Dezeimeris. T. IV. 22 août 1839 p. 121-125.

Des luxations complètes du pied. Ibid., 3 octobre 1839, p. 214-217.

Suite d'une observation de luxation graduelle de l'articulation tibio-fémorale. T. V. 11 juin 1840. p. 369-372.

Suite d'un mémoire sur les luxations complètes du pied compliquées de plaie et de fracture et de luxation de l'astragale. T. VI. 9 juillet 1840. p. 17-23.

Sur le diagnostic différentiel des tumeurs dont le caractère pathognomonique est la fluctuation. Ibid., 30 juillet 1840. p. 69-72.

Observations de pustules malignes méconnues. Ibid., 26 novembre 1840. p. 337-341.

Du traitement chirurgical de la maladie appelée ganglions. T. VII. 3 juin 1841. p. 337-339.

Du traitement des ankyloses incomplètes par la tension graduée. Ibid., 1er juillet 1841. p. 401-403.

De la nécessité de fonder un nouvel hôpital pour les maladies chroniques et d'augmenter les ressources des Bureaux de bienfaisance dans la ville de Paris T. VIII, 12 août 1841. p. 17-19.

Du redressement des os fracturés et des fractures de l'extrémité inférieure du radius. Ibid., 4 novembre 1841. p. 209-214.

Introduction à un cours de clinique chirurgicale. T. IX. 31 mars 1842, p. 193-201, et 7 avril 1842. p. 209-214.

Notice nécrologique sur Cathelot. *Ibid.*, 3 mars 1842. p. 144.

Rétrécissement de la partie inférieure du colon. Anus artificiel dans la région iliaque droite. T. X. 6 octobre 1842. p. 209-213.

De l'opération de la hernie étranglée. T. XI. 27 avril 1843. p. 261-264, et 25 mai 1843. p. 325-329.

Dans la **Gazette des Hôpitaux civils et militaires** :

Des luxations du coude en arrière. 8 août 1840. p. 370-371.

Blessure de la veine sous-clavière gauche (torsion et ligature de la paroi antérieure ; mort). 12 septembre 1840. p. 431.

UN CHIRURGIEN-HERNIAIRE DE LA MARINE
P.-L. VERDIER (1)

I

Pierre-Louis Verdier naquit à la Ferté-Bernard au Maine le 16 août 1780, de demoiselle Geneviève Beaupère, épouse de Me Pierre-René Verdier, marchand apothicaire en cette ville. Il fut tenu le même jour sur les fonts baptismaux par Louise Moulinneuf, sa grand'tante, et par son oncle, Florent-Louis Verdier, l'apothicaire (2), lequel, n'ayant pas d'enfants, était voué de ce fait à ces honorifiques autant que coûteuses prérogatives.

(1) Voy. sur P.-L. Verdier : Rabbe, Vieilh de Boisjolin, Sainte-Preuve, *Biographie universelle et portative des contemporains, ou Dictionnaire historique...*, V, supplément, Paris, 1834, in-8°, p. 853-854. Art. *Verdier, P. L.* (par Pesche). — N. Desportes, *Bibliographie du Maine*, Le Mans, 1844, p. 499-500. — *Biographies et nécrologies des hommes marquants du XIXe siècle*, par V. Lacaine et Ch. Laurent, II, Paris, 1845, in-8°, p. 190-193. — *Les médecins de Paris jugés par leurs œuvres*, par C. Sachaile (Lachaise de La Barre), Paris, 1845, in-8°, p. 621-622. — L. et J. Rainal, *Le bandage herniaire. Autrefois. Aujourd'hui*. Paris, 1899, in-8°, p. 136-137 et *passim*.

(2) Florent-Louis Verdier-Couturier fit partie du Corps municipal de la Ferté en 1792-93 ; il y rentra le 26 germinal an II comme prud'homme notable, après l'épuration faite le 22 germ. au Temple de la Raison par Garnier, de Saintes. En messidor an X il cherchait pour son officine un aide et un successeur éventuel. (*Affiches du Mans*, 5 mess. an X).

De 13 à 19 ans, dit la *Biographie des Contemporains*, P.-L. Verdier fut incorporé dans les colonnes mobiles qui firent la guerre de Vendée. Une fois rendu à la vie civile, il vint à Paris en quête d'une position sociale. Fils d'apothicaire, filleul et neveu d'apothicaire, et neveu de deux médecins, Pierre-Louis Verdier devait subir l'influence des traditions familiales. Il céda néanmoins d'abord à quelques dispositions pour les arts mécaniques et s'adonna pendant un temps à l'apprentissage de l'horlogerie, qui ne fut pas inutile au reste de sa carrière (1). Finalement il décida, comme on disait alors, d'embrasser l'art de guérir, et suivit les cours de l'École de Santé de Paris.

Il s'attacha, je ne sais comment, au Docteur J.-P. Maygrier, qui, sans titres officiels et simple professeur libre, donnait alors aux étudiants des cours d'obstétrique fort suivis. Pendant huit ans, Verdier fut le prévôt et le suppléant de Maygrier, et plus spécialement chargé de faire répéter aux auditeurs, sur le mannequin, les diverses manœuvres obstétricales. L'assistance fut particulièrement nombreuse après les événements de 1815 : le licenciement de l'armée ayant donné des loisirs à beaucoup de chirurgiens militaires, ils les employèrent à parfaire des connaissances tocologiques que la fréquentation des vivandières n'avait qu'insuffisamment développées. C'est à cette occasion que Verdier inventa un *mannequin* perfectionné, honoré en 1820 d'un rapport favorable de Chaussier et de Thillaye fils à la Société de l'École de Médecine (2). Un autre rapport, de Maygrier, sur un bandage construit par son disciple pour remédier à la courbure du genou, signala notre homme dès 1814 à la Société médicale d'émulation.

(1) N. DESPORTES (*Bibliographie du Maine*) lui attribue un *Avis sur les causes d'irrégularité des pendules et montres, moyen d'y remédier*, 1812, 16 p. in-8°.

(2) *Rapport et notes sur les bandages et appareils inventés par M. Verdier*... (Paris) s. d. Impr. Scherff. 28 p. in-8°. Bull. de la Faculté de médecine de Paris et de la Société établie dans son sein, 1820, n° VI.

Verdier s'occupa désormais exclusivement de la théorie et de la pratique orthopédiques et se fit une réputation dans sa spécialité (1). A la mort de Tenon, en 1816, il se rendit acquéreur de la collection de bandages de toute espèce laborieusement réunie par ce savant.

Ayant présenté cette année même, à la Faculté de médecine, deux modèles nouveaux de ceintures ventrières, il en obtint cet éloge propre à combler d'orgueil l'âme d'un bandagiste : « M. Verdier paraît avoir de grandes idées sur la réforme des brayers ou bandages, et mérite d'être encouragé. » (2) La Compagnie fit demander à l'inventeur, par le Ministre de l'Intérieur, la cession de ces modèles pour ses collections ; et Verdier, acquiescant, reçut le 28 mars 1817 les remerciements de l'Ecole. En même temps, sans doute grâce à son protecteur, le Dr Keraudren, inspecteur général du Service de santé de la marine et collaborateur du *Journal universel des Sciences médicales*, Verdier trouvait dans cette feuille une hospitalité pour ses articles (3), voire quelque apparence de réclame (4).

(1) D'après la *Biographie* de Lacaine et Laurent, Verdier aurait été reçu chirurgien herniaire par la Faculté de Paris ; selon Sachaile de la Barre, il aurait conquis en 1814 le grade d'officier de santé. — Nous ferons observer : 1° que le grade de chirurgien herniaire fut aboli par la loi de ventôse an XI : 2° que Verdier ne figure pas sur les pr. vx de réception des officiers de santé admis de 1805 à 1817 par le Jury médical du Dép. de la Seine (comm. de M. Prévost, secrétaire de la Faculté de médecine de Paris) ; et pas davantage sur la liste des officiers de santé exerçant à Paris, donnée dans l'Almanach national. Seul, l'*Almanach général de médecine pour la Ville de Paris, 1827*, par L. Hubert, l'inscrit, p. 333, sur la liste des officiers de santé de la capitale, avec réception du 27 décembre 1814.

(2) *Rapports et notes*... de Verdier. — *Rapport de la Faculté de médecine, séance du 29 août 1816. Jnal univ. des sc. médicales*, t. V, 1817, p. 373.

(3) *Observation d'une hernie suspubienne entéroépiploïque volumineuse guérie par l'emploi du mercure doux, Ibid.*, t. XII, 1818, p. 249-255, — et (d'après Quérard) tir. à p. Paris, Impr. Scherff, 1819, 8 p. in-8°.

(4) Lettre de Verdier, *Chirurgien herniaire et bandagiste de la Marine Royale, à M. le Dr Regnault, chevalier de l'ordre de Saint-Michel*, etc., à propos d'un cas de cystoentérocèle et des hernies de la vessie. Jnal univ. des Sc. medicales, t. V, 1817, p. 369-371.

En 1817, Verdier eut la chance de rencontrer un malade de conséquence : le sieur Choull, suisse de S. E. le Ministre de la Marine, s'était fait jadis amputer par Boyer pour une gangrène de la jambe, due à un anévrisme du creux poplité. Dès cette époque, un autre anévrisme se développait au niveau de l'artère fémorale du même côté, et, devant son inquiétante expansion, il fallut aviser : le Dr Keraudren prit conseil de Boyer, examina le malade avec Dupuytren et Verdier. Tous furent d'avis d'essayer la compression au-dessus de la poche, et notre bandagiste, ayant mérité l'année précédente les éloges de Dupuytren pour un cas analogue (1), fut chargé de l'exécution. Il fit adapter une plaque spéciale à une ceinture d'acier, appliqua soigneusement l'appareil et, avec beaucoup de temps et de patience, obtint la guérison. Suisse et bandage eurent l'honneur d'être présentés le 22 février 1822 à l'Académie de médecine. Par malheur, le patient eut un troisième anévrisme inaccessible à l'art de M. Verdier, je veux dire au niveau de l'aorte, et il en mourut le 6 décembre 1822. La Faculté se mit en campagne pour ne pas perdre un si beau cas et M. Keraudren fit une démarche auprès du « Ministre éclairé » qui présidait aux destinées de la Marine pour obtenir le cadavre du bonhomme. Il eut de gain de cause et, le lendemain, le défunt était entouré d'un cortège de célébrités comme jamais potentat n'en réunit autour de son lit : M. Dupuytren accourut, et aussi M. Lisfranc, Heller et Piorry, Rayer et Bégin, Cornuel et Keraudren et l'indispensable Verdier assistèrent à l'ouverture du corps ; on préleva la pièce anatomique, et la poche ilio-fémorale fut trouvée presque entièrement comblée de fibrine, perméable encore, et communiquant par un pertuis avec la portion saine de l'artère. Verdier rédigea un mémoire à l'Académie sur ce cas mémorable, et

(1) *Leçons orales de Clinique chirurgicale faites à l'Hôtel Dieu de Paris* par M. le baron Dupuytren, rec. et publ. par une Société de médecins, t. IV, Paris, 1834, in-8°, p. 350 et sqq.

son bandage, soumis à l'appréciation d'une Commission composée des Drs J. Cloquet et Lisfranc, lui valut le 27 mars 1823 cette conclusion flatteuse :

Vos commissaires estiment que le bandage de M. Verdier est une excellente modification de celui de Camper, que ce moyen peut borner et diminuer les progrès des anévrismes situés au-dessous du ligament de Fallope et que probablement l'on rencontrera des cas chez lesquels cet appareil pourra obtenir des cures radicales. Le travail intéressant que nous venons d'analyser nous engage à vous proposer de mettre M. Verdier au nombre des candidats pour les places d'adjoints résidants vacantes à l'Académie (1).

Encouragé par la fréquentation de tant d'académiciens, M. Verdier avait également soumis, en 1822, à la docte Compagnie le plan d'un ouvrage monumental sur les hernies et descentes, qui recueillit l'approbation de MM. Béclard et Percy et ne parut d'ailleurs que bien longtemps après. L'auteur fut moins heureux auprès du préfet de la Seine, auquel il proposait de donner gratuitement une consultation hebdomadaire de gynécologie à l'Hôtel-de-Ville dans le but d'amasser des observations pour son grand ouvrage : « Je n'avais, dit-il, d'autre recommandation auprès de ce magistrat que mon zèle pour la science et mes vues d'humanité : aussi les personnes qui fréquentent les grands dignitaires ne s'étonneront pas du refus que j'éprouvai. » (2)

On ne s'étonnera pas davantage de l'échec de sa candidature à l'Académie de médecine au profit de postulants mieux appuyés ; en sorte que la seule Académie dont fit partie M. Verdier fut une Académie de danse et de maintien.

(1) Cf *Mémoire sur un appareil compressif de l'artère iliaque externe dans le cas d'anévrisme inguinal, lu à l'Académie royale de médecine, section de chirurgie, le 22 février 1822*, par P. L. Verdier. Paris, impr. Vve Scherff, 1823, VIII-28 p. in 8o et 1 pl.

(2) *Essai s. la statistique des hernies*, p. 3.

II

L'enseignement gymnastique était alors à l'ordre du jour : la thèse et la *Gymnastique médicale* de Londe avaient vulgarisé la théorie d'un art dont le colonel Amoros, fondateur-directeur du *Gymnase normal militaire et civil*, s'efforçait avec éclat de répandre la pratique. Ci-devant directeur de l'Institut Pestalozzi de Madrid ; ci-devant secrétaire de S. M. Charles IV ; ci-devant précepteur de l'Infant Don François de Paule, son fils ; ci-devant membre des Cortès de Bayonne et Conseiller d'Etat du Roi Joseph ; ci-devant grenadier de la première légion de la garde nationale parisienne et conquis, par la Restauration des Bourbons, à la foi légitimiste, le colonel Francisco Amoros y Ondeano apportait à sa tâche une ardeur toute méridionale, dont une récente naturalisation n'avait point amorti la vivacité. Il avait créé en 1817, rue d'Orléans, un gymnase que l'affluence des élèves et les subventions officielles permirent de transférer place Dupleix dans un vaste et magnifique établissement. Amoros y faisait manœuvrer les élèves des collèges royaux et communaux ; il était en outre chargé de l'assouplissement des sapeurs-pompiers de la Ville de Paris ; il expérimentait ses méthodes sur un détachement du 1er régiment de l'infanterie de la garde royale ; et deux Commissions militaires nommées par le ministère, avec rapports et rapporteurs, étudiaient avec faveur, en 1821 et 1822, le moyen de faire de l'Institut du brave Colonel une pépinière de gymnasiarques pour l'armée française. Il est vrai qu'on y poussait fort loin les exercices d'assouplissement : « Il est impossible, disait un des rapporteurs, de voir un établissement plus respectable, plus d'accord avec les principes du Gouvernement qui nous dirige et de l'auguste famille qui nous gouverne. » Et les chants mêmes, dont les élèves rythmaient leurs exercices, avaient ce double avantage d'amplifier la poitrine et de « faire aimer Dieu, le Roi et toutes les vertus. » (1)

C'est dans cet Institut que Verdier rencontra Bégin, qui y était attaché comme médecin militaire. Ils présidèrent de concert aux exercices orthopédiques, dilatant les thorax et corrigeant les scolioses. Verdier fonda la classe de gymnastique médicale; pendant trois mois, à l'automne de 1823, il démontra la supériorité de ses pratiques dans le traitement des déviations rachidiennes sur les lits mécaniques, alors préconisés par Jalade-Lafond et Maisonabe (2).

Il avait déjà redressé la taille de 4 malades sur 16 quand survinrent quelques tiraillements avec Amoros, qui prétendait régenter, modifier et rénover l'orthopédie par droit hiérarchique et méthode personnelle. Une transaction intervint entre les parties, réservant aux seuls Bégin et Verdier le droit de prescrire, surveiller ou suspendre les exercices de chaque élève. Mais le 12 mars 1824, à la réouverture des classes le bouillant colonel directeur s'insurgea : il signifia par lettre à Verdier la supériorité qui revenait au dieu Mars sur le dieu Esculape ; Verdier crut devoir résigner ses fonctions et Bégin l'imita un mois après.

Quelques années plus tard, le Dr Perdreau ayant fondé à Chaillot un gymnase médical et une maison de santé pour jeunes filles difformes (3), Bégin et Verdier s'empressèrent de lui apporter leur appui et

(1) *Mémoire pour le Gymnase normal militaire et civil fondé et dirigé à Paris par M. le colonel Amoros.* Paris, imp. Renouard, mai, 1824, p. 15. — Cf. RABBE, VIEILH DE BOISJOLIN, SAINTE-PREUVE, *Biographie universelle... des contemporains.* Art. *Amoros*, t. I, Paris 1834, in-8°, p. 97-98. — Et Vicente Lopez TAMAYO, *Historique de la gymnastique moderne. Introduction. Portrait et biographie du colonel Amoros, fondateur de la gymnastique en France.* Paris (Neuilly-sur-Seine), 1882, 72 p. in-8°.

(2) Cf. Art. *Orthopédie*, par BÉGIN, in *Dictionnaire abrégé des Sc. médicales* (Paris, Panckoucke, t. XII, 1825, in-8°).

(3) *Etablissement gymnastique médical et orthopédique formé par les Drs Perdreau, Bégin et Verdier dans la maison de santé de M. le Dr Perdreau, rue des Batailles, n° 5, à Chaillot, et quai de Billy, n° 54. Prospectus.* Paris, s. d. Impr. Scherff, 11 p. in-8°. — Cf. *L'Album Cénoman* du 25 octobre 1829.

leur collaboration. Les imitateurs et les concurrents surgissaient de toutes parts et le colonel Amoros, encore couvert et maintenu par la haute faveur officielle, voyait néanmoins pâlir son étoile et s'efforçait d'en raviver l'éclat. Mais M. Verdier clamait à ses trousses le nom de son oncle, l'instituteur Jean Verdier, comme ayant pratiqué le premier la gymnastique orthopédique dans son pensionnat ; et il revendiquait aussi pour lui-même quelque gloire et priorité dans l'emploi de ces méthodes :

« Aujourd'hui, quatre ans après les premiers essais tentes au Gymnase normal militaire et civil, M. Amoros, répondan à M. le Dr Lachaise et profitant, ainsi qu'il l'a toujours fait, naturellement de l'occasion d'appeler sur lui l'attention publique ; aujourd'hui, dis-je, M. Amoros essaie de s'approprier l'idée du traitement des difformités, et particulièrement de la déviation de la colonne vertébrale surtout chez les jeunes filles, par des exercices sagement dirigés. Cette idée m'appartient ; je l'ai mise à exécution au Gymnase en 1823 et je crois devoir réclamer une priorité. » (1)

III

M. Verdier ne mit pas moins d'ardeur à défendre les libertés publiques. En 1814, il était allé tirailler contre les alliés pour la défense de Paris. Au mois de juillet 1830, entendant crépiter la fusillade, il revêtit son uniforme de garde national et courut panser les blessés à la Bourse. Le 3 août, il mit sa trousse en bandoulière et accompagna la cohue hurlante qui poursuivait jusqu'à Rambouillet la fuite de la monarchie légitime. « Enfin, dit un de ses biographes, en juin 1832, il était blessé au milieu de sa compagnie en combattant pour la noble cause de l'ordre public. » Mais M. Verdier, garde national zélé, savait guérir ses contemporains avec le

(1) Verdier. *Réflexions sur les resultats de la gymnastique appropriée aux traitements des difformités tant des membres abdominaux que de la colonne vertébrale.* Journal universel des Sc. médicales, t. XLVIII, 1827, p. 366-374.

même zèle qu'il apportait à les fusiller. Etant un jour de faction au poste du Pont-au-Change, il se porta au secours d'une jeune fille qui s'était évanouie chez le plus prochain rogomiste, en compagnie de son amoureux. Il la fit amener au corps de garde, la ranima au prix de quelques heures d'efforts et conserva une citoyenne à la France. De même prodigua-t-il ses soins aux victimes du choléra de 1832 dans les bureaux de secours de sa Mairie.

Il ne s'attacha pas avec moins d'empressement au relèvement de son art, en proie à l'empirisme. Il soumit ses doléances à MM. Dubois et Ferrus et, fort de leur approbation, conjura le Préfet de la Seine de relever sa profession de l'opprobre mercantile : il proposait que les bandages distribués aux pauvres par l'Administration des Hospices au Bureau central du Parvis Notre-Dame ne fussent plus appliqués par de simples fournisseurs (1), mais par des spécialistes herniaires nommés au concours par un Jury de chirurgiens des hôpitaux, sur un programme conforme. Rambuteau transmit ce vœu en novembre 1835 au Conseil des Hospices, qui déclara, le 25 novembre, ne pouvoir accueillir cette requête (2).

M. Verdier, qui était dès 1822 chirurgien herniaire de la Marine royale, des hôpitaux militaires et des troupes sédentaires de la garnison de Paris, conserva ces titres sous la Monarchie de Juillet (3). Il développa son industrie en prenant (avant 1827) la succession de Féburier, fabricant d'instruments chirurgicaux en gomme élastique (4). Il sut même tirer de cette matière quelques inventions ingénieuses en utilisant, au lieu de l'huile de lin, rendue siccative, un nouveau procédé

(1) Le traité passé par l'Administration avec le bandagiste Blin expirait le 1er janvier 1836.

(2) Arch. de l'Ass. publ., Conseil gén. des Hospices, Coll. des minutes des arrêtés, année 1835, 25 novembre 1835. Pièce n° 70184.

(3) Il n'exerçait plus ces fonctions en 1839.

(4) Féburier, ancien élève de Desault à l'Hôtel-Dieu de Paris, fit, comme chirurgien, plusieurs voyages aux Indes, et finalement s'installa à Paris comme fabricant d'instruments de chirurgie.

inodore de dissolution du caoutchouc, et lança un modèle de ceinture « anticholérique » en flanelle et taffetas imperméable, qui avait au moins le mérite de l'actualité. Il obtint pour les sondes et bougies la fourniture des hôpitaux civils de Paris, des hôpitaux militaires français et celle du Ministère de la Marine pour les ports et colonies (1).

La Société d'encouragement pour l'industrie nationale lui avait décerné en 1830 une médaille de bronze pour ses bandages. Il en obtint une autre à l'Exposition de 1834 et une médaille d'argent de grand module à l'Exposition des produits de l'industrie du département de la Sarthe en 1836 (2). Il mit en ce dernier diplôme toutes ses complaisances : cette « récompense obtenue, dit-il, dans le département qui m'a vu naître, a été pour moi un grand sujet de contentement : aussi je prie mes compatriotes.... de croire à mon éternelle reconnaissance. » (3)

En 1839, Verdier annonça, dans un Prodrome (4)

(1) Cf. *Avis sur les instrumens de chirurgie en gomme élastique, accompagné de planches et d'explications sur leur usage* par Verdier. (S. l. n. d. (Paris). Impr. Crapelet, 16 p. in-4° et 7 planches. — *Rapport fait le 4 avril 1827 à la Société médicale d'émulation sur les sondes en gomme élastique du Sr Verdier, successeur de M. Feburier*, par MM. les Drs Keraudren, Sanson et Bégin (Paris). Impr. Scherff, 10 p. in-8°. — Un autre rapport favorable sur les sondes flexibles Verdier fut fait par Bégin, Amussat et Lisfranc, le 11 janvier 1827, à la Section de chirurgie de l'Académie de medecine.

(2) *Rapport général de l'Exposition de l'Industrie et des Arts ouverte à l'Hôtel de la Prefecture de la Sarthe le 24 mai 1836.* Le Mans, Impr. Monnoyer, 1836, in-8°, p. 52-53 et 76. — *Catalogue des objets d'art et d'industrie exposés dans les salles de la Préfecture du Mans* depuis le 24 mai jusqu'au 24 juin 1836, 3e éd. Le Mans, Monnoyer, 1836, in-12, p. 75-76.

(3) *Essai sur la statistique*... p. 7 (Cf. *infra*).

(4) *Essai sur la statistique des hernies, | déplacements et maladies de la matrice, | affections considérées sous leurs rapports anatomique | médical et chirurgical ; suivi | 1° De l'exposé des causes, de la nature et du traitement de ces maladies | 2° De la cure des hernies par les douches d'eau froide, | 3° De l'examen critique des bandages herniaires et pessaires anciens et modernes | 4° de plus de 150 observations détaillées de faits rares et curieux sur ces | maladies*, par P. L. Verdier. Paris. Bechet jeune et chez l'auteur, 1839, 13-3 p. in-8°. Malgré ce titre pompeux, il ne s'agit que de l'annonce du grand traité ; on lit, en effet, en tête du texte : *Introduction de l'essai sur la statistique des hernies, déplacements et maladies de la matrice.*

volumineux, l'apparition du grand traité auquel il travaillait depuis 1822 avec l'encouragement de son maître Dupuytren, et qui fut enfin donné au public en 1840 (1). En cet ouvrage, dédié à Keraudren et aux membres du Conseil de santé des armées, M. Verdier manifeste un désir fort louable d'étendre le champ de sa spécialité à des limites jusqu'alors insoupçonnées. Il s'occupe même « d'une hernie sous-claviculaire du poumon » et d'une « hernie étranglée de l'iris à travers la cornée » ! Il se montre d'ailleurs soucieux de mériter les éloges et n'omet pas de signaler ceux qu'il reçut. M. le baron Dubois, dit-il, « ce grand praticien dont j'avais pendant longtemps suivi la clinique », eut la bonté de me dire qu'il était content de moi. » Il s'honore d'avoir été appelé par M. le Dr Marc auprès d'un valet de pied de M. le Duc d'Orléans, depuis Roi des Français. Et il énumère scrupuleusement les noms des célébrités médicales qui lui envoyèrent des clients, et la série des ducs, comtes, princes, vicomtesses et baronnes dont il eut l'honneur de sangler la taille. Malgré ces petits travers d'auteur et de fournisseur, le livre demeure utile à consulter en raison de remarques judicieuses et d'observations aussi nombreuses qu'intéressantes. Il fut placé, par souscription des Ministères de la Guerre, des Colonies et de la Marine, dans les bibliothèques des ports et des colonies, et des hôpitaux militaires d'instruction (2).

(1) *Traité pratique des hernies, déplacements et maladies de la matrice, affections considérées sous leurs rapports anatomique, médical et chirurgical*, suivi : 1° de l'exposé des causes, de la nature et du traitement de ces maladies ; 2° de la cure des hernies par les douches obliques d'eau froide ; 3° d'un essai sur la statistique des hernies et des déplacements de la matrice ; 4° de l'examen critique des bandages herniaires et pessaires anciens et modernes ; 5° de 152 observations détaillées de faits rares et curieux sur ces maladies, par P.-L. Verdier. Paris, chez l'auteur, Béchet jeune et Labé, 1840, xxviii-741 p. in-8°. — En tête, fac simile de lettres écrites à Verdier par les Drs Béclard, A. Dubois, Dupuytren, Boisseau, Marc et Tartra.

(2) Cf. *Opinion de la presse médicale sur le Traité pratique des hernies, déplacements et maladies de la matrice, affections considérées sous leurs rapports médical et chirurgical*, suivi : 1° de l'exposé des causes, de la nature et du traitement de ces maladies ;

Il semble, d'après l'opinion autorisée de L. et J. Rainal, que M. Verdier ait plus enrichi dans ce domaine la théorie que la pratique : il ne modifia guère « les bandages usités à son époque », se servit « surtout des modèles préconisés par Juville » et « fut un docteur habile plutôt qu'un véritable inventeur » (1). Cependant, J. Cloquet fait une mention avantageuse de quelques perfectionnements apportés aux brayers par les soins de notre orthopédiste (2).

Je ne sais où ni quand finit sa destinée. Mais ne devait-elle pas tenter, plutôt que mes faibles accents, la voix, qui célébra dans Jérôme Paturot, soldat citoyen doublé d'un négociant heureux et médaillé, l'épopée d'un Parisien de la Monarchie de Juillet ?

2e de la cure des hernies par les douches obliques d'eau froide ; 3e d'un essai sur la statistique des hernies et des déplacements de la matrice ; 4e de l'examen critique des bandages herniaires et des pessaires anciens et modernes ; 5e de 152 observations détaillées de faits rares et curieux sur ces maladies, par P.-L. VERDIER. Paris, l'auteur, Béchet jeune et Labé, 1842, 14 p. in-8°. — On doit encore à Verdier : *Hernie étranglée, engouement de l'intestin, réduction après 26 jours d'étranglement* in Journal de méd. et de chir. pratiques de Lucas Championnière, t. XIII, art. 2559, p. 58-61. Paris, 1842, in-8°.

(1) L. et J. Rainal, *loc. cit.*, p. 156.

(2) J. CLOQUET, Art. *Brayer* du *Dict. de médecine ou Répertoire général des Sc. médicales* (Dit *Dict. en 30 volumes*), 2e éd., t. VI, Paris, 1834, in-8° lui attribue le perfectionnement du ressort des bandages et l'invention d'un anneau élastique fixant le sous-cuisse à l'écusson.

FEUILLES DE ROUTE (1)

« Quel écrivain, quel curieux d'impressions n'a refait maintes fois la tentative, toujours vainement essayée avant lui, d'interroger le témoin de quelque scène formidable, de quelque tragique épisode de l'Histoire ? Le résultat a toujours été le même. On peut avoir été acteur, et souvent acteur héroïque, dans un drame qui a changé la face du monde, et n'avoir rien saisi à l'ensemble. Sous ce rapport, la bataille de Waterloo, de Stendhal, est un inimitable chef-d'œuvre. Dans ce choc effroyable de deux armées, Fabrice n'aperçoit bien qu'une vivandière et un groupe de cavaliers escortant un général empanaché qui passe dans un galop furieux (2). »

Si quelqu'un fit, lui aussi, de l'épopée sans le savoir, c'est le jeune François Duriau. Il suivit la Grande Armée, comme pharmacien sous-aide, dans les campagnes de Bavière, d'Autriche et de Moravie, de Prusse et de Pologne, et la deuxième expédition d'Autriche.

On a publié le calepin où il griffonnait ses impressions : le lecteur se plaira à y retouver, à défaut d'enthousiasme guerrier, la marque d'une âme simple et d'une heureuse naïveté. Insoucieux de la gloire, Duriau continue inconsciemment la tradition des Lafleur et des Brin-d'Amour ; il n'a vu dans la guerre que des poules à voler et des filles à embrasser, au hasard des étapes.

On n'attendra pas de nous une analyse détaillée de ces mémoires ; il y aurait là quelque monotonie. Duriau montre une complexion sensible au bien-être matériel et étrangere aux subtilités de l'esthétique ; il s'étend volontiers sur les rares moments qui lui valurent bon souper, bon gîte.. et le reste ; tout le monde ne peut pas être un soldat philosophe, comme un Stendhal, ou

(1) Article publié dans la *France médicale* du 25 novembre 1909, p. 417-419.

(2) Ed. Drumont, *Mon vieux Paris*, 2e série. Paris, s. d., pp. 165-166.

un La Tour d'Auvergne. Les longs trajets à pied, sous la pluie, dans les ornières, à la queue des colonnes; l'aubaine d'une patache ou d'un cheval emprunté ; les convois de blessés piétinant dans la neige ; un bon lit partagé, par bonheur, dans une ferme, avec un chasseur à cheval ; un baiser furtif, pris dans l'écurie, à la fille de son hôte ; le lourd sommeil des haltes, sur un banc, sur une table ; et des rêves d'amourettes, aux ambulances, entre les pots de cérat et les plumasseaux de charpie ; tout l'envers de la gloire impériale, les joies simples, les misères triviales et le sentimentalisme du métier militaire, voilà ce que l'on trouvera sur le carnet du pharmacien Duriau : s'il n'omet pas une bonne fortune, il ne parle pas une seule fois de l'Empereur.

Parti de Dunkerque le 9 octobre 1805, à cinq heures du matin, en compagnie de son ami Constant Avisse, Duriau était à Strasbourg le 24 du même mois, s'installait à l'hôtellerie du Corbeau et se mettait en devoir de visiter la ville. « On voit, dit il, le tombeau du ma-
« réchal de Saxe érigé dans l'église Saint-Thomas.
« Ladite église est protestante parce que le maréchal
« l'était aussi. Le prince de Nassau et sa demoiselle
« sont embaumés ; on les voit aussi dans ladite église. »

A Ulm, le jeune homme trouva des cadavres moins embaumés et soigna les blessés jusqu'au 7 décembre.

« Le quartier général du septième corps, commandé
« par le maréchal Augereau, était dans la ville et les
« troupes cantonnées dans les environs. Je fus obligé
« de coucher sur la paille, toutes les auberges et le peu
« de maisons qui restaient habitées après le siège se
« trouvaient remplies d'officiers et de militaires. On
« attendait S. M. l'Impératrice Joséphine à son pas-
« sage pour Munich ; le 7e régiment de chasseurs à
« cheval et un régiment d'infanterie de ligne, ainsi que
« la garde d'honneur bourgeoise, furent au devant de
« Sa Majesté. Elle arriva le soir à 7 heures au son des
« cloches et du canon ; chaque cavalier avait une tor-

« che allumée, de manière que cela ressemblait plus à « un enterrement qu'à une entrée impériale ; hormis « les fanfares et la musique, c'était très triste ; la ville « était illuminée, c'est-à-dire les rues par où Sa « Majesté devait passer. Néanmoins, la ville était très « triste, ainsi que les habitants ; le son des cloches « rappelait encore les événements qui avaient rempli « de terreur toute l'armée autrichienne quelques jours « avant, tant dehors que dedans les murs de la ville. »

« *2 nivôse* (23 décembre 1805). Arrivé à Vienne en « passant par Burgersdorf. Vienne, une jolie ville très « bien bâtie et très bien pavée, est un peu petite et « très fortifiée ; elle est entourée d'un beau glacis « planté d'arbres qui la sépare des faux bourgs, qui « sont beaucoup plus considérables qu'elle. L'Hôpital « universel est, je crois, un des plus beaux de l'Europe « si toutefois il y en a de pareils. C'est d'une grandeur « à s'y perdre ; on y traite le civil et le militaire ; en- « fin, comme porte son titre, il est universel. L'Acadé- « mie Joséphine est très bien composée. Elle mérite « d'être vue par des amateurs connaisseurs. Il y a plu- « sieurs théâtres ; les plus beaux sont celui de la Cour, « de la porte Carinthie et du faubourg Wieden J'y « ai entendu le fameux Castrat Cressentini dans sa « dernière représentation de *Roméo et Juliette*. J'y ai « fait une forte maladie de laquelle j'ai failli périr... « La salle de redoute est très grande et richement « décorée. La promenade du Prater est très jolie, très « bien plantée ; c'est les Champs-Elysées de Vienne ; « on y rencontre des troupeaux de biches, de daims, « de cerfs, etc., et tous très familiers. Je fis rencontre « à un petit théâtre nommé Leopoldstadt d'un nommé « Petit ; il avait épousé Mlle Thaylor et nous reconnut « parce que le camarade Avisse que j'avais retrouvé « à Vienne était avec moi et me parlait flamand. Le « trouvant dans de très grands besoins, nous lui prê- « tâmes chacun un louis ; je ne l'ai point vu depuis et

« ignore ce qu'il est devenu depuis le 24 février 1806,
« époque où nous quittâmes la ville de Vienne. »

Aux premiers jours du printemps de 1806, notre homme est de retour à Ulm et se trouve dans un pays de Cocagne. Faute de place, les officiers de santé sans service sont renvoyés hors les murs, et Durieux, cantonné à deux lieues de la ville à Dornstadt y vit comme un coq en pâte, chassant et pêchant. « Je com-
« mençais déjà à jouir de la tranquillité de la cam-
« pagne et je donnais un libre cours à mes pensées ; je
« visitais les villages d'alentour, où je voyais les plus
« belles Bavaroises de 20 lieues à la ronde lorsque je
« reçus le 25 au soir l'ordre de M. Bruloy de me
« rendre le lendemain à l'hôpital militaire d'Ulm,
« où le service nécessitait ma présence. Obligé de
« quitter le cantonnement, je fis donc mes adieux aux
« campagnes et campagnardes et partis pour me
« rendre à ma destination. »

Duriau passa l'été de 1806 à l'hôpital militaire de Strasbourg. Bientôt, la quatrième coalition rompait la paix de Presbourg ; Napoléon se jetait sur la Prusse, l'écrasait à Iéna ; et l'humble pharmacien, armé de sa canule, allait réparer, de son mieux, les ravages du conquérant.

« Iéna et Weimar : Quel spectacle que ce jour-là !
« Quel champ de bataille je parcourus ce jour et le
« lendemain ! »

18 octobre. « A Naumbourg, toujours voyagé parmi
« les cadavres, les gargousses, les caissons, les cha-
« peaux, les queues, les bras et les jambes ! J'étais
« avec le 14e régiment de ligne. Sans lui j'aurais été
« massacré par les paysans. »

24 octobre. « A Wittemberg (Saxe), où je fus mis
« en activité pour établir un hôpital de concert avec
« un autre pharmacien. Wittemberg est une vieille
« ville bâtie gothiquement, très vilainement pavée. Les
« habitants y sont un peu tartufes. J'y ai connu deux
« Laur. et une Taura. On voit dans l'Université de

« cette ville la chambre qu'a occupée Luther et où, « dit-on, il a fait sa secte ; la chaise et la table qu'elle « renferme pour tout mobilier sont vermoulues par la « longueur du temps. On y va par curiosité et tous « ceux qui y vont doivent inscrire leurs noms sur un « registre qui s'y trouve. Luther est mort à Halle, « mais il a été enterré à Wittemberg avec sa femme. »

Au mois de mars 1807, Duriau est dirigé sur Thorn ; voici quelques notes, au hasard :

27 mars 1807. « Thorn est très ancien : il y a deux « villes, l'ancienne et la nouvelle ; il y a un port sur la « Vistule et un très grand pont. Il y a de très jolis jar- « dins autour de la ville ; heureusement y restâmes- « nous en été ; le soir, nous allions nous y distraire ; « c'était le seul agrément et la seule promenade qu'il y « avait. J'y ai connu une Polonaise nommée Dorotka ; « oui, elle était jolie ! »

27 juillet (1807). « A Fraunbourg, petite ville occu- « pée par des pêcheurs ; la demoiselle de mon hôte était « très complaisante et hardie. »

13 août (1808). « Un an de séjour à Berlin ! Grand « désir d'en sortir ; ruine de toutes les bourses en gé- néral. »

Deriau va voir le château de Charlottenburg :

« La salle des repas ainsi que celle des bals sont les « plus jolies et les plus vastes. Dans la 1re, il y a une « mécanique par le moyen de laquelle on fait jouer à « volonté des fanfares ; je présume que cette musique « servait au dessert lorsqu'on portait des toasts. »

26 décembre 1808. Erfurt. « Conduit chez M. Bucholz, « chimiste, par M. Boudet, pour voir obtenir le potas- « sium par le charbon. Ayant voulu goûter de ce métal « qui était redevenu potasse, je pris effectivement un « morceau de métal au lieu de celui potassé, je me « brûlai une partie de la langue et eus la bouche « enflammée. »

2 mars 1809. « Expérience de galvanisme que j'ai « vu faire par M. Tromsdorff, chez lui, en présence de

« M. Boudet, pharmacien principal ; Baston, aide-« major et moi... Décomposition du nitrate d'argent « liquide par le galvanisme. »

L'Autriche ayant repris les armes après le répit de la paix de Tilsitt, Duriau dit adieu aux cornues de M. Tromsdorff, boucla son sac, visita en passant à Wurzbourg le cabinet d'histoire naturelle des Pères franciscains et rejoignit l'armée française sur le Danube.

4 mai 1809. « A Ebersberg, ville en flammes. Située « sur la Traun. Le pont était jonché de cadavres, le « château et la ville brûlaient encore, les rues étaient « remplies de cadavres rôtis ; arrêté dans la ville par « l'artillerie et un convoi immense, obligé de rester « pendant deux heures au milieu d'un spectacle des « plus effroyables, au point de sauter à tout moment « par l'explosion de la poudre des caissons qui pas-« saient à travers les flammes et qu'un accident aurait « pu embraser, journée que je n'oublierai pas. »

« Arrivé le soir à Ems, les Autrichiens avaient quitté « la ville 12 heures avant notre entrée. Mal logé. Cou-« ché toujours sur la paille, tué un cochon pour ne pas « mourir de faim. »

Duriau échappa aux tueries d'Essling et de Wagram et il entendit avec une certaine satisfaction, le 14 octobre 1809, le canon annocer la signature de la paix ; car il avait dessein de retourner dans sa patrie. Il dut différer pendant plusieurs mois.

Enfin, le 15 février 1810, le voyageur prit la patache pour Paris, par Metz, Verdun, Châlons, Ch.-Thierry et Meaux, et porta chez Larrey une caisse dont il s'était chargé ; il rentra dans sa ville natale le 28 fevrier 1810 pour se reposer de ses fatigues et songer à son établissement. Voici le studieux épilogue de ses conquêtes :

« Le 22 août 1810, je partis de Dunkerque pour Paris, « où j'arrivai à 7 heures du matin. Logé pendant 15 « jours rue de Richelieu, ensuite rue Sainte-Croix-de-« la-Bretonnerie, n° 10, hôtel du Marais, chez M. Genton.

« j'ai subi les 4 examens pour passer maître en pharmacie... je préparai mon chef-d'œuvre chez l'ami « Clémendot, pharmacien rue de Poitou ; je reçus le « 17 octobre, à l'unanimité des membres de la Faculté « de médecine et des professeurs de l'Ecole de pharmacie « réunis, mon diplôme de pharmacien. Le 18 décembre, parti de Paris pour me rendre à Dunkerque en « passant par Saint-Quentin, Cambrai et Lille. Arrivé « le 21 à 5 heures du soir. »

Le Bulletin de la Société dunkerquoise ne nous renseigne pas sur la fin de la carrière de Duriau ; et c'est grand dommage. L'ancien sous aide aux armées n'ayant plus d'histoire, il faut croire qu'il vécut heureux derrière ses bocaux et qu'il eut beaucoup d'enfants. Mais, s'il renonça désormais à écrire d'autres mémoires que des mémoires d'apothicaire, il garda précieusement le petit carnet promené sur tous les champs de bataille, et qui renfermait aussi les chansons fredonnées autour des bivouacs d'Allemagne et d'Autriche. Tout finit, en France, par des refrains; mais, heureusement pour le pharmacien Duriau, son histoire n'eut pas la même conclusion que les couplets de la *Pauvre Rose*.

Rose, l'intention de la présente
Est d'm'informer de ta santé.
L'armée française est triomphante
Et moi j'ai l'bras gauche emporté.
Nous avons eu d'gros avantages.
La mitraill' m'a brisé les os.
Nous avons pris arm's et bagages } *bis*
Pour ma part j'ai deux balles dans le dos }

J'suis à l'hôpital d'où je pense
Partir bientôt pour chez les morts.
Je t'envoie dix francs qu'celui qui m'panse
M'a donnés pour avoir mon corps.
Je m'suis dit : puisqu'il faut que j'file
Et qu'ma Rose perd son épouseur
Ça fait que j'mourrai plus tranquille } *bis*
D'savoir que j'lui laisse ma valeur }

Quoiqu'ça fait quéqu'chose qui m'enrage
D'êt pour mourir loin du pays,
Au moins quand on meurt au village
On peut dire bonsoir aux amis.
On a sa place derrière l'église,
On a son nom sur un' croix de bois,
Où l'on espère que la payse } *bis*
Viendra pour prier quelquefois }

Je te r'commande bien, ma p'tit'Rose,
Mon bon chien, ne l'abandonne pas,
Surtout ne lui dis pas la chose,
Qui fait qu'in'me reverra pas.
Lui qui, j'suis sûr, s'faisait un'fête
De m'voir revenir caporal,
Il va pleurer comme une bête } *bis*
En apprenant mon sort fatal. }

Adieu, Rose, adieu, du courage,
D'nous revoir i'n'faut plus songer,
Dans l'régiment ousque j'mengage
L'on n'vous accord' pas de congé.
V'là tout qui tourne, je n'y vois plus goutte,
Ah ! c'est fini, j'sens que j'm'en vas,
J'viens d'recevoir ma feuille de route, } *bis*
Adieu, Rose, adieu, n'm'oublie pas (1) }

(1) Voyez encore d'autres *Chansons de la Grande armée* publiées avec le carnet de route de Duriau, à la fin de l'article auquel nous empruntons ces notes : *Campagnes de Bavière, d'Autriche, de Moravie, Campagnes de Prusse et de Pologne, Campagne d'Autriche, Carnet de route de François Duriau, pharmacien sous-aide à la grande armée*, in Mem. de la Société dunkerquoise pour l'encouragement des sciences, des lettres et des arts, 1907, t. 46, pp. 33-79, portrait h. t.

L'HOPITAL DU MANS ET LES GENS DE GUERRE au XVIIIe siècle (1).

I

Les soldats malades a l'Hotel-Dieu.

L'organisation des hôpitaux militaires de l'ancien régime avait été réglée par un certain nombre de dispositions et d'ordonnances qu'on trouvera réunies dans le *Code militaire* de de Briquet et le *Dictionnaire militaire portatif*. Les *Etudes* de Bégin, et l'ouvrage plus récent de Brice et Bottet ont également consacré à ce service de longues pages, qui permettent d'en apprécier l'évolution et le fonctionnement (2).

(1) Les abréviations indiquées en note correspondent aux sources suivantes :

A. H. M. — Archives des Hospices du Mans.

A. S. — Archives dép. de la Sarthe.

(2) De Briquet. — *Code militaire ou compilation des ordonnances des Roys de France concernant les gens de guerre*. Paris, Impr. Royale, 1728, 3 vol. in-12. Rééd. en 1734, 1741, et 1761. — *Dictionnaire militaire portatif* par D. L. C. D. B. Paris, 1758, 3 vol. in-12. — Bégin, *Etudes sur le service de santé militaire en France*, Paris, Baillière, 1849, in-8°, p. 48 et suiv. — Brice et Bottet, *Le corps de santé militaire en France, son évolution, ses campagnes, 1708-1882*, Paris et Nancy, Berger Levrault, 1907, in-8°, p. 1-38.

Nous sommes au contraire beaucoup moins documentés sur l'assistance que trouvaient, en dehors des places fortes, dans les hôpitaux ordinaires de charité régis par des administrations civiles locales, les troupes de garnison et les soldats de passage. Aussi nous a-t-il paru intéressant de relever, dans les délibérations de MM. les administrateurs des deux maisons de l'Hôpital général et Hôtel-Dieu du Mans, les décisions qui furent prises au XVIIIe siècle (jusqu'en 1789) à l'égard des militaires malades ou blessés et des prisonniers de guerre.

Les soldats étaient admis à l'Hôtel-Dieu sur présentation d'un billet signé par leurs supérieurs militaires (ordinairement le commandant de leur compagnie) ou, à défaut, par le Commissaire des guerres ou le subdélégué de l'Intendant. Ces billets, visés à la réception et à la sortie, permettaient à l'administration de se faire rembourser le prix de séjour.

La somme ainsi prélevée subit d'ailleurs quelques variations. Au début du XVIIIe siècle, les soldats laissaient à la maison le montant de leur solde, et l'on avait soin de leur rappeler, au besoin, cette obligation (1).

Plus tard, intervient l'ordonnance royale du 12 juin 1718, qui, transmise et commentée par le Secrétaire d'Etat à la Guerre, décide que la retenue de solde, pour les journées d'hôpital, ne sera plus faite que sur le pied de 5 sols par soldat dans l'infanterie, et à proportion pour les sergents, caporaux, anspessades et grenadiers, les six deniers supplémentaires destinés à leur entretien devant leur être réservés par l'officier comp-

(1) « Sera présenté req^te à M. le Lieutenant général pour faire appeller M. le Colonel de Comal pour payer la solde des soldats de son Régiment mis à l'hôpital sur son certifficat. » (A. H. M., F 9/3, f° 20, r° 19 janvier 1704.)

« Monsieur Carrière est prié de parler au sieur Lieutenant Colonnel du Régiment qui est dans cette ville pour luy dire que l'usage est que les soldats et cavaliers estans en garnison en cette ville et qui ont besoin du secours de l'Hostel Dieu, ont coutume de laisser leur paye aud. Hostel-Dieu. » (A. H. M., F. 9/3, f° 215, v° 8 mars 1710).

table (1). Ainsi voyons nous le grenadier Le Compte, du Régiment de Gervaisais, payer en 1721 30 l. pour quatre mois de séjour, au prix de 5 sous par jour. En 1747-48, M. le Major du Régiment Dauphin donne également 5 sous par jour et par homme à l'Hôtel-Dieu du Mans (2) ; il en est de même en 1756 pour les malades des régiments de Guyenne et de Bourbon-Infanterie.

Messieurs les cavaliers étaient estimés à plus haut prix :

« Le receveur, ordonnent en 1728, MM. du Bureau, se chargera de la somme de cens quatorze livres deux sols re eue de Mrs les officiers de cauallerie Regimens de la Tour en garnison au Mans pour la paie des soldats malades à l'Hôtel-Dieu, y compris 26 # 12 s. pour la paie du nommé François Olliveau, en démence, pour 76 jours de séjour, à raison de 7 sols par jour à partir depuis le 10 may dernier jusqu'au 26 du courens suivant le mémoire remis sur le Bureau. (3) »

Dans l'infanterie, le sergent faisait le prêt tous les cinq jours, sous la surveillance du capitaine. Dans la cavalerie, c'est le maréchal des logis de chaque compagnie qui recevant la solde des mains du major ou de l'aide-major, la distribuait tous les 10 jours en campagne, et tous les 15 jours en garnison. C'est pourquoi « M. le Major » ou le maréchal des logis reparaissent à chaque instant sur les comptes du receveur de l'Hôpital. D'ailleurs, il est exceptionnel que les journées de malades soient payées à l'échéance régulière du prêt : la plupart du temps, le régiment ne s'acquitte qu'au bout de quelques semaines, soit en bloc, soit en deux ou trois versements, et tantôt entre les mains du receveur, tantôt par l'intermédiaire d'un administrateur, ou de la sœur qui a « gouverné » les malades, ou du Lieutenant général (4).

(1) De Briquet. *Code militaire*. 1728. T. II, p 413.

(2) A. H. M., F 14/73, f° 70 v°.

(3) Délib. du 31 juillet 1728, A. H. M., F 9/7, f°s 2 v°,3 r°.

(4) En 1711, le « sieur Gillot, maréchal des logis au Régiment de la Motte, » verse 35 # « pour la subsistance et gouvernement des cavalliers qui ont esté dans l'Hôtel-Dieu pendant leur garnison. »

Le 29 septembre 1714, les officiers du Régiment de Servon paient 10 # 5 s. pour la dépense des dragons malades.

Ce mode de paiement sur la caisse du régiment était généralement pratiqué par les troupes tenant garnison et séjournant en corps. Mais la comptabilité hospitalière était autrement compliquée : d'abord par quelques bizarreries règlementaires reportant une certaine part de ces dépenses au compte de Sa Majesté (1). — Ensuite par l'hébergement, en dehors des corps de troupes, d'un grand nombre d'isolés, de traînards, (recrues, miliciens, ou « soldats passants » malades ou éclopés en cours d'étape, échappant à l'immédiate garantie de la caisse régimentaire), et imputable, selon le cas, au budget de la guerre, de la province (2) ou du corps. — Enfin par les variations successives des règlements qui, selon l'état de paix ou de guerre, ou les réformes en cours, tantôt attribuaient au Trésor de la Guerre, et tantôt restituaient à la caisse des corps la charge des frais d'hospitalisation (3).

Le 3 avril 1721, M. le Lieutenant général verse 70 # 5 sols pour la paye des soldats du Régiment d'Auvergne.

Le 5 juin 1727, M. Sevin, officier « du Bataillon de milisse » verse 51 # 15 s. pour ses malades.

Le 31 juillet 1728, les officiers du Régiment de la Tour, cavalerie versent 114 # 2 s.

Le 23 juin 1729, M. de la Boissière « major du Bataillon de Melanger, milice de Touraine, élection du Mans » verse 12 # 5 s.

Le 22 mars 1749, « reçu de l'officier des soldats de Connerré qui ont estés malades à l'Hôtel-Dieu, 10 # 4 s. »

Le 10 février 1756, « M. le Major du Régiment de Guyenne » verse 96 # 5 s. pour les soldats traités en décembre 1755 et janvier 1756.

(A. H. M., comptes du receveur, série F 14, *passim*.)

(1) Le Règlement général pour les hôpitaux militaires du 1er janvier 1747 (§ XXI, art. 5) et l'ordonnance du Roi concernant les Hôpitaux militaires du 1er janvier 1780 (Section XXIV) portent que les journées de malades du 31 du mois sont entièrement à la charge du Roi.

(2) Le Règlement du 1er janvier 1747 confirme que les milices employées hors de leur province, sont payées sur l'Extraordinaire des Guerres. Stationnant dans leur province, elles sont payées sur le budget provincial (fonds de la taille).

Ainsi voyons-nous le 17 mai 1727 M. Boucher, receveur des tailles, payer à l'Hôtel-Dieu du Mans 35 # 10 s. pour « quatre ou cinq soldats de milice ».

Voy. les ordonnances du 10 avril 1735 et du 2 octobre 1736.

(3) L'ordonnance royale du 1er janvier 1780 considérant que « les retenues faites aux troupes pour journées d'hôpitaux compliquent la comptabilité » et multiplient les abus, édicte qu'à l'avenir « tous soldats... soient entièrement [au compte de S. M.] du jour qu'ils quitteront leurs

De toutes ces dettes non solvables ou non soldées par les régiments, l'hôpital se faisait rembourser par l'administration fiscale : les mandats émanent, au début du XVIIIe siècle, de la Recette des finances de la Généralité ; plus tard de la Trésorerie de la guerre à Tours ; ils sont payés au receveur soit directement soit par l'intermédiaire du receveur des tailles (1).

On finit sans doute par simplifier toute cette comptabilité (du moins au regard de l'Hôpital) car à partir du mois d'avril 1757, les versements portés sur les registres nosocomiaux pour les soldats malades proviennent exclusivement de la Trésorerie des troupes à Tours. Ils sont dès lors beaucoup plus réguliers et moins espacés (2).

Ces recettes étaient inscrites, sur les comptes de l'Hôpital au chapitre des deniers extraordinaires.

Malheureusement, à partir de 1766, les comptes annuels du receveur ne donnent plus le détail ni la provenance des sommes encaissées pour les mili-

régimens pour entrer à l'hôpital ». — Au contraire, l'ordonnance du 20 juillet 1788 décide que « le prix des journées de malades restera à la charge des corps et sera payé sur la masse affectée par S. M. à cet objet pour chaque régiment ».

(1) « Du 29 [janvier 1701] de M. Boudard commis à la recepte des finances par les mains de M. Le Boucher, receveur des tailles, 63 # 10 s. pour le remboursement de la dépense des mandians et soldats passans ».

« Du 16 juin 1713, de M. Lebrun commis à la recepte gnalle à Tours par les mains de M. Godefroy [administrateur] la somme de 32 # 16 s. pour 64 journées de cavaliers malades du Régiment de Forsac ».

Le 8 juillet 1747 « Chenon de Villy trezorier des troupes à Tours » verse 80 # 11 s. « pour la paye des soldats passants ».

Le 11 mai 1748, M. Guilpin, receveur des tailles, verse, suivant ordonnance de M. Chenon de Villy, trésorier des troupes à Tours, 90 # 11 s. — le 18 mai, 4 # 5 s. — le 28 juin, 39 # 10 s. — le 17 août 16 #. — le 29 novembre 17 # 5 s. — le 14 décembre, 38 #, pour le séjour des soldats.

Le 21 novembre 1754, Chenon de Villy, trésorier de l'extraordinaire des guerres à Tours, verse 47 # 11 s. pour les soldats « gouvernés » à l'Hôtel-Dieu jusqu'au mois d'octobre précédent.

(2) En 1757 et 1758, c'est M. Chaton, trésorier des troupes à Tours, qui paie l'hospitalisation des soldats du Régiment de la Tour du Pin et des soldats de passage.

De 1758 à 1765, les versements sont faits par M. Ratier, trésorier principal des troupes à Tours A. H. M., Série F 14, *passim*.

taires. Mais la redevance des soldats malades continue de figurer au « revenu casuel » jusqu'en 1790.

Ainsi promus à la dignité de pensionnaires payants, Lafleur ou Tranche-Montagne en conçurent parfois des prétentions exorbitantes, et qui trouvèrent, paraît-il, écho en haut lieu. Le 15 juillet 1719, un des administrateurs, M. Lefebvre, donne « lecture « d'une lettre écritte par M. Leblanc (1) à Monsieur « l'Intendant par laquelle il paroist que les officiers « du régiment de Saint-Simon se sont plaint que « leurs soldats malades ne sont pas bien à l'Hôtel « Dieu et ont demandé qu'ils fussent transférés à « l'Hòpital (2); il est prié d'y répondre et de dire que « la maison de l'Hôpital n'a jamais esté destinée que « pour les valides comme vieilles gens qui ne peu « vent plus gaigner leur vie, et enfans pour estre éle- « vés et instruits; que celle de l'Hôtel Dieu est desti- « née pour les malades qui y sont fort bien gouver- « nez, où ceux même dud hòpital sont transférés « pour y estre gouverné et ne pas troubler l'ordre « qui est observé aud. hòpital et que les soldats de tous « les régiments qui ont esté en garnison en cette « ville y ont toujours esté si bien gouverné qu'ils ne « s'en sont jamais plaint. »

Ces arguments ne furent point appréciés, car le registre porte à la date du 16 juillet :

« M. le subdélégué de Monseigneur l'intendant a « averti M. le Com^re en mois que M. le lieutenant « colonnel du régiment de Saint-Simon demandoit « l'exécution des ordres du Roy portée par la lettre « de Monseigneur Le Blanc écritte à Monseigneur « l'intendant le six du courant et que Mond. Sieur « le lieutenant colonnel viendroit ce soir dans cette « maison examiner si les soldats malades pouvoient « y estre logés et gouvernés. Messieurs sont prié de « se trouver tous ce soir à sept heures en cette mai- « son » (3).

(1) Claude Le Blanc, ministre et sécrétaire d'Etat à la Guerre de 1718 à 1723.

(2) L'Hòpital général.

(3) A. H. M., F 9/5, f°s 57 v° et 58 r°.

Il advenait encore que ces clients peu commodes obligeassent MM. les administrateurs à des démarches rebutantes, ou à des largesses forcées. En 1726, il faut écrire à Monsieur le Ministre de la Guerre pour obtenir le placement, aux Invalides, du « nommé Belhumeur, dragon de la Compagnie Lieutenance Colonelle du Régiment Colonel-général... estropié pour toute sa vie » (1). — En 1730, c'est le cavalier Olliveau, qui, jadis frappé de démence, et revenu « en santé », empoche avec son congé, une gratification « de 10 # pour luy aider à s'en retourner en son pays » (2).

Lorsqu'un soldat mourait à l'Hôtel-Dieu, son uniforme restait la propriété de la maison, qui ne restituait « l'habit du Roy » que contre espèces sonnantes (3). D'ailleurs, cette mainmise était illégale. Et le 6 avril 1725, l'hôpital ayant voulu user de son droit habituel, à l'égard des soldats du Régiment de Piémont, un sergent du bataillon lui opposa une ordonnance royale du 10 juillet 1691, dont la teneur montrera à la fois quels sentiments S. M. prêtait à MM. les Administrateurs (4), et quelle célérité l'on mettait à transmettre ses ordres à la province :

De par le Roy

Ordre du Roy du 10 juillet 1691. — « Sa Majesté ayant esté informée que suivant l'usage jusqu'à present pratiqué lorsqu'un soldat meurt dans un hôpital le capitaine de la compagnie dont est le soldat paye un écu au directeur dudit hôpital pour retirer l'habit dudit soldat *et comme se pouroit faire que l'avantage que receveroient les directeurs des hôpitaux par la mort des soldats conduits iceux porteroit quelques-uns à prendre moins de soin du rétablissement de la santé desdits soldats* à quoy estant nécessaire

(1) A. H. M., F 9/6, f° 427, 29 novembre 1726.

(2) A. H. M., F 9/7, f°s 172 et 182, 17 juin et 15 juillet 1730.

(3) « La Sœur Louin rendera l'habit du Roy d'un soldat mort à l'hostel dieu en recevant la somme de trois livres suivant l'usage » (Délib., 28 janv. 1713. A. H. M., F 9/4, f° 23, r°).

(4) Les abus criants qui régnaient dans l'administration des hôpitaux militaires justifiaient bien un peu la défiance de Sa Majesté : « Les friponneries qui se commettent dans les hôpitaux sont infinies », dit le *Dictionnaire militaire portatif*. T. II, art. *Hôpital*, p. 418.

de pourvoir et d'empescher un tel abus Sa Majesté a ordonné et ordonne veult et entend que doresnavant, à commencer du jour de la publication de la présente ordonnance, les directeurs des hôpitaux rendent gratuitement les habits et hardes des cavaliers, dragons et soldats qui décèderont dans lesdits hôpitaux ; et que pour les dédommager de l'écu qui leur reviendroit pour l'habit de chaque cavalier, dragon et soldat qui décèderont, Sa Majesté entend que par le capitaine de chaque cavalier, dragon ou soldat qui sortira en bonne santé dudit hopital où il aura esté assisté il soit payé six sols au directeur dudit hôpital. Mande et ordonne Sa Majesté à ses lieutenans généraux en ses provinces et armées, Intendans en icelles, Gouverneurs de ses villes et places, commissaires ordonnez à la conduite et police de ses troupes, de tenir la main chacun à son égard à l'exacte observation de la présente, laquelle Sa Majesté veult ètre publiée et affichée à la diligence des dits Intendans partout où il appartiendra, à ce qu'aucun n'en prétende cause d'ignorance.

Fait à Versailles le dix juillet 1691. Signé : Louis, et plus bas : Le Tellier.

Nous capitaine ayde-major au second Bataillon du Régiment de Piemont certifions que la présente copie a esté collationnée à l'original, fait au Mans le cinq avril mil-sept-cent-vingt-cinq. Signé : Vareilly. (?) »

« Sur quoy, dit le Registre, a esté délibéré que tous les habits des soldats qui mouront à l'Hôtel-Dieu à l'avenir seront rendus gratuitement conformément aux ordres du Roy et que suivant la même ordonnance au lieu de l'habit ou escu qu'on prenoit avant ce jour de chaque soldat, chaque cavalier dragon ou soldat qui sortiront en bonne santé de l'Hôtel-Dieu seront tenus de payer six sols chacun à la Supérieure dont elle comptera au bureau et luy sera donné copie de l'ordre du Roy et de la présente délibération » (1).

Dans ces conditions, l'hôpital n'avait plus rien à gagner à la mort de ses pensionnaires. Au surplus, les règlements portaient sagement que « nul soldat ne peut tester en faveur des officiers de l'hôpital, pas même de l'aumônier ni de son couvent sous prétexte de

(1) A. H. M., F 926, 6 avril 1725, fos 115-116.

legs pieux » (1). Nous n'avons relevé qu'une seule infraction à cette disposition ; encore s'agit-il d'un officier, et d'un placement fait par une personne interposée (2).

S'il n'a point été fait, à notre connaissance, de réglements particuliers concernant le séjour des soldats dans les hôpitaux ordinaires (3), les observations précédentes nous permettent du moins de conclure qu'à l'Hôtel-Dieu du Mans, les dispositions appliquées en pareil cas étaient généralement empruntées aux réglements sur le service des hôpitaux militaires. Sans doute, il n'était point question de médecins ni de chirurgiens majors, ni d'entrepreneurs ; le service de santé demeurait assuré par les dignitaires ordinaires de la maison (4), et la direction par Messieurs du Bureau ; mais le taux et le mode de paiement de l'indemnité de séjour, le contrôle des officiers, le réglement de la « cotte-morte » des soldats défunts, etc., nous apparaissent en tout conformes aux usages alors en vigueur dans les hôpitaux de la Guerre.

De l'examen de ces vieux registres hospitaliers, une autre conclusion nous a paru ressortir : c'est la morbidité considérable qui sévissait alors sur les troupes. Un exemple entre dix : parti de Calais le

(1) *Règlement que le Roy veut estre observé à l'avenir dans les Hôpitaux de ses Troupes. Du 20 décembre 1718*, § XXIX. — *Dictionnaire militaire*, Art. *Hopital*, p. 420. — de Briquet, *loc. cit.*, Ed. de 1761, t. IV, p. 215.

(2) « Receu la proposition faite par M. Tafeu de Condereau de donner aux pauvres la somme de 233 # 9 s. 6 d. qui luy est restée entre les mains du prix des effets du sieur Tronchot lieutenant dans le Régiment de Piémont qui avoit été remis entre les mains du fils dudit Sieur Condereau par le major du Régiment, à la charge d'en faire la rente au denier dix payable à deux termes à la nommée Cerné, veuve Hubert, mère dudit Tronchot pendant sa vie à condition qu'après son deceds la Rente demeurera éteinte et le fond restera à l'hôpital ensemble ce qui sera deub d'arrérages de la dite rente, laquelle proposition a été par luy faitte à la réquisition de la ditte Cerné et a la receveur receu la ditte somme ».

(Délib. du 7 décembre 1743, A. H. M., F 9/10, F° 140, v°.)

(3) Nous ne relevons que quelques dispositions incidentes à ce sujet dans le Règlement sur les Hôpitaux militaires du 20 juillet 1788, Titre I, art. 5 et 10 ; Titre II, art. 24 et 25.

(4) Sauf peut-être dans le cas prévu par l'art. 5 du Titre I du Régl. du 20 juillet 1788. Nous ne savons s'il y eut lieu de l'appliquer au Mans.

6 octobre 1747, pour aller tenir garnison au Mans, le 3e bataillon du régiment Dauphin-Infanterie arriva à destination à la fin du mois. Il comptait alors 11 capitaines, 12 lieutenants, 1 sous-lieutenant, 34 sergents, et environ 546 fusiliers et tambours. Or, pour les mois de décembre 1747, janvier et février 1748, le major ne paya pas moins de 153 # 5 sols à l'Hôtel-Dieu, ce qui représente, à 5 sols par tête, 613 journés de malades. Et ce chiffre est probablement au-dessous de la réalité, le receveur omettant trop souvent de spécifier, dans ses comptes, le nom du régiment en cause.

Il existe encore aux archives de la Sarthe, un registre probablement rédigé par le Commissaire des Guerres du Mans, et qui permet d'apprécier le mouvement des troupes dans cette place entre 1744 et 1756 (1). D'après ses indications, on peut évaluer approximativement à 4.093 hommes le nombre des soldats qui passèrent ou séjournèrent au Mans depuis le début d'avril 1747 jusqu'à la fin d'avril 1748. Or, pendant cette période (du 27 mars 1747 au 6 avril 1748, les comptes annuels du receveur commençant alors à Pâques) l'Hôpital toucha, pour les soldats malades, 400 # 16 sols d'indemnité, ce qui équivaut, au taux de 5 sols par homme, à 1.603 journées de malades.

D'ailleurs ce chiffre, que le défaut de précision des comptes ne permet pas d'évaluer plus rigoureusement, est encore inexact en ce qu'il ne représente qu'une morbidité restreinte aux limites d'un court séjour, ou d'un seul gîte d'étape. Le déchet se renouvelait tout le long du trajet : à son départ de Calais, le 6 octobre 1747, le 3e bataillon du Régiment Dauphin avait laissé 90 hommes dans les hôpitaux de cette place. Lorsqu'au mois d'octobre de la même année le régiment d'infanterie de la Couronne quitta la Saintonge pour se rendre dans la Généralité d'Alençon, il lui manquait, à son passage au Mans, sur 2.048 hom-

(1) *Registre de la Guerre, mars 1744.* (A. S., fonds municipal, 146). Ce registre ayant probablement appartenu au Commissaire des Guerres, va du 13 mars 1744 au 10 janvier 1756.

mes, 351 sous-officiers et soldats, abandonnés, en cours de route, dans les hôpitaux de Poitiers, Tours, etc. (1). Tous ces traînards rallièrent leur corps sur le tard : il en passait encore au Mans en avril 1748, qui, munis d'un billet de convalescence, venaient réclamer leur ration de vivres à l'étapier (2).

II

Les prisonniers de guerre a l'Hôtel-Dieu.

Héberger les soldats du Roi très chrétien, passe encore ; mais entretenir ceux du Roi de Prusse,... ou d'ailleurs, c'était pis. Tel fut pourtant le cas dont pâtirent, trop souvent à leur gré, les habitants et l'hôpital du Mans.

En l'an de grâce 1705, l'armée française bataillant, pour la succession d'Espagne, contre les Impériaux, fit au duc de Savoie, quelques centaines de prisonniers dont Sa Majesté gratifia généreusement la Généralité de Tours. On en mit 400 à Angers, autant à Tours, 200 à Mayenne, 200 à Saumur, une centaine dans chacune des villes de Château-du-Loir, de Château-Gontier et de La Flèche, enfin 300 au Mans. Une proclamation de l'Intendant Turgot, en date du

(1) « Nous soussigné certiffions que l'étapier du Mans nous a fourny la quantité de quatre mille sept cent trente deux rations de vivres et deux cent soixante deux de fourage, *y compris un lieutenant, dix-sept sergent et trois cents trante quatre soldats resté malades aux hopitaux* auxquels l'Etape et le logement seront fournis lors de leurs passages. » Le Mans, 22 novembre 1747. Le capitaine aide-major. Signé : Illisible. (A. S., fonds municipal 146, f° 92, v°).

(2) Voici, pour une autre date, la teneur d'un de ces certificats de convalescence, empruntée au registre du Commissaire des guerres, *loc. cit.*, f° 11, r°.

Certifficat de convalessence.

« Nous soussignez certiffions à tous ceux quil appartiendera que le nommé Michel Fraichit dit Baize-moy, de la Compagnie de Monsieur, au Regiment de Limoges natif de Villarnay en la province de Dauphiné jurisdiction de Grenoble aagé de vingt un ans de la taille de cinq pieds un poulce, les yeux gris, cheveux chatains.... le vizage plein et joly de fizionomie est resté malade à Bourge et que l'etape et le logement doivent luy être fournis conformement à l'ordce du Roy du 13 juillet 1727 et a la routte transcritte de l'autre part. Fait à Bourges, le 12e jour du mois de may 1744 [Et l'étape et logement] ont été fournis au susnommé n'ayant point de quoy vivre et a déclaré ne sçavoir signer.] Certiffié par nous capitaine ayde-major dud. Regiment Signé : Depons. »

10 juin 1705 (1), prescrivit aux « Maires et Eschevins... d'assister ceux qui tomberoient malades comme la charité les y oblige, les faisant conduire dans les hôpitaux » où « le prix du pain et de la paille leur [serait] fourny » aux dépens de S. M. pour le premier article, et sur la contribution des habitants pour le second. Il n'apparaît point, par les Registres du Receveur, qu'il y ait eu lieu d'hospitaliser aucun de ces étrangers.

En 1707, il fallut encore que les Manceaux payassent la victoire du maréchal de Berwick sur les Anglo-Portugais. Ayant reçu avis qu'une partie des prisonniers de guerre d'Almanza seraient internés dans leur ville, M. Le Joyant, lieutenant de maire perpétuel du Mans, et son acolyte le Commissaire aux revues Blanchardon se mirent immédiatement en devoir de dresser un état de la milice bourgeoise pour assurer la garde des captifs (2). On y inscrivit jusqu'aux avocats et médecins, y compris Me Charles Le Vasseur, alors médecin de l'Hôtel-Dieu, lequel fut enrôlé pour la paroisse du Crucifix, dans la première compagnie, ou « compagnie Colonnelle, dite de la Porte du Chasteau. » Fort ému de cette infraction aux privilèges hippocratiques, le Collège des médecins se pourvut devant M. de la Rivière, subdélégué de Mgr. l'Intendant, et nos docteurs furent dispensés de la corvée (3).

D'ailleurs, les hôtes annoncés ne se pressaient point de paraître et nos bourgeois s'en croyaient déjà débarrassés, lorsque le 24 septembre 1707, le Bureau de l'Hôtel de Ville s'assembla extraordinairement sur l'avis que les étrangers allaient arriver le jour

(1) *De par le Roy. Réglement pour la subsistance des prisonniers de guerre de Savoye envoyez par sa Majesté dans la généralité de Tours.* Signé : Turgot, Tours, 10 juin 1705, placard impr. in-plano. (A. S., fonds munic. 149.

(2) « Rolle général des officiers, sergens, caporaux et soldats du Régiment de milice bourgeoise de la Ville du Mans.. Donné a l'Hotel de Ville le vingt huit aoust mil sept cent sept. » A. S., fonds municipal, 139.)

(3) *Mémoires* de Patrice Vauguion, § 26, in P. Delaunay, *Vieux médecins Sarthois*, 2e Série, Le Mans et Mamers, 1912, in 8o, p. 27.

même dans la place. On délibéra de les interner à la Tour Vineuse, sur les fossés Saint-Pierre. Or, le lieu n'avait rien d'enchanteur, et l'on fit observer que la salubrité y laissait fort à désirer : « Les latrines, dit le procès-verbal, qui ont été nouvellement construites dans le bas de la dite tour à la porte d'entrée ne sont pas d'une profondeur ny capacité compétante... ils infectent tellement la dite entrée et le premier étage de la dite tour, qu'il n'est presque pas possible, non seulement de passer par la dite porte d'entrée, mais encore de demeurer dans la dite première chambre... S'il n'y étoit promptement pourveu cela pouroit dans la suite causer de grandes maladies aux dits prisonniers et les faire périr, même ceux préposez pour les veiller, assister et visiter. »

Comme le temps pressait, tout en prenant des mesures pour la construction de nouvelles latrines, on ne laissa pas d'encaquer sur le champ les prisonniers dans ce boudoir *maleolens*. On fit seulement quelques appropriations pour leur permettre d'accéder à l'esplanade du troisième étage, afin qu'ils y pùssent « respirer l'air et éviter les maladies qui leur pouroient survenir s'ils étoient continuellement renfermez dans la première et seconde chambre de la dite Tour. » On leur ménagea aussi les secours religieux dans un cabinet attenant à la dite Esplanade, chose « indispensable pour la gloire de Dieu, le culte de la Religion et la consolation de ces captifs. (1) »

Quelque temps après, un événement terrible vint assainir d'une façon trop radicale, cette prison méphitique. Le 23 février 1709, les bourgeois préposés à la garde s'étaient relâchés de leur surveillance; le sergent de faction était à la campagne, cinq de ses miliciens en promenade, et le concierge absent. Pendant ce temps, l'un des captifs, en voulant allumer sa pipe, mit le feu à la chambre basse. Au retour du concierge, Nicolas Allard, les flammes gagnaient déjà la chambre haute. Notre homme courut préve-

(1) A. S., Fonds municipal, Reg. des délib. de l'Hôtel de Ville, N° 235, f° 133, r°.

nir le lieutenant de maire, M. Le Joyant, qui se rendit en diligence à la Tour Vineuse, avec le greffier de l'Hôtel de Ville et une foule d'habitants. L'incendie faisait rage; quelques prisonniers réfugiés sur la plate-forme, criaient au secours; on ne les sauva qu'à grand peine, par une maison voisine; deux ou trois, affolés, s'étaient précipités du haut de la tour et gisaient assommés. Ceux qui se trouvèrent saufs, soit 22 Anglais et 70 Portugais, furent d'abord conduits sous bonne garde en la Grand' Salle du Palais, puis, parqués dans des écuries, aux hôtelleries du Soleil d'or et du Croissant, paroisse de la Couture. « Quatorze Portugais et deux Anglois, blessez et en partye brulez » furent portés à l'Hôtel-Dieu.

Le lendemain, 24 février, M. Le Joyant revint sur les lieux en compagnie de M. Blanchardon, commissaire aux revues. Les décombres brûlaient encore; carbonisés ou asphyxiés, cinq Anglais et vingt-sept Portugais s'entassaient dans la chambre haute. Le 25, le curé de Saint-Pierre-le-Réitéré célébra au Grand-Cimetière les obsèques de ces derniers. Quant aux Anglais, ils furent inhumés « dans le jardin qui est au pied et attenant ladite tour, attendu qu'ils ne faisoient pas profession de ladite religion catholique et romaine. » Les *rescapés* furent enfermés dans la Tour du Pont-Perrin. Enfin, le 10 mars 1709, après avoir généreusement distribué prison, amendes et suspension de solde aux sergents, miliciens et concierge pris en faute le jour de la catastrophe, l'Intendant Turgot décréta : « Sera payé à l'Hôtel-Dieu du Mans vingt-deux deniers pour la ration du pain par l'entrepreneur du pain des d. prisonniers et deux sols deux deniers des deniers de l'Extraordinaire des guerres faisant quatre sols par jour pour chacun des dix-sept prisonniers blessez en cette occasion sur l'état qui nous en sera rapporté par messieurs les administrateurs que nous prions de procurer tous les secours possibles aux d. prisonniers » (1).

(1) Reg. des délib. de l'H. de V., 19 mars 1709. A. S., fonds munic., nº 235, fºs 199 vº et 200 rº.

En 1712, on vit encore arriver 300 captifs, pris par Villars à la bataille de Denain. « Les maire et échevins, prescrivit l'Intendant, M. de Chauvelin, auront soin d'assister ceux qui tomberont malades comme la charité y oblige, les faisant conduire dans les hôpitaux des lieux où le prix du pain sera fourny comme [aux] prisons » (1). C'est pourquoi, le 3 septembre 1712, MM. du Bureau de l'Hôtel-Dieu décident de demander « la ration de pain des prisonniers de guerre qui sont et seront à l'Hostel-Dieu » (2). Leur infligea-t-on un supplément excessif de pensionnaires? Toujours est-il que le 10 décembre, ils renouvellent une protestation déjà formulée au sujet de ces intrus (3). Ils n'en furent point débarrassés de si tôt, car le 11 février 1713, on délibère qu' « un prisonnier de guerre incensé estant dans les loges sera gardé pendant neuf jours pendant lesquels il sera médicamenté » (4).

La Guerre de la Succession d'Autriche ramena au Mans quelques-uns de ces hôtes importuns. Le Régiment suisse de Planta s'étant laissé capturer à Bruxelles, un ordre royal du 27 février 1746, contresigné de M. d'Argenson, en dirigea les trois bataillons sur Le Mans; le troisième y demeura interné. « Aux lieux de passage cy-dessus, était-il dit, le logement seulement sera fourny aux effectifs qui y doivent vivre en payant » (5).

Encore s'agissait-il de leur trouver un gîte : et la chose n'alla pas sans difficultés. On en logea une partie dans un ancien grenier à sel de la rue Dorée, pour

(1) *De par le Roy. Règlement pour le logement et la subsistance des prisonniers de guerre faits sur les Alliez en Flandre au Combat de Denain, envoyez par Sa Majesté dans la Généralité de Tours.* Signé : Chauvelin. Tours, 1er août 1712, placard impr. in-plano (A. S. fonds munic. 149).

(2) A. H. M., F 9/4, 3 septembre 1712.

(3) « Les prisonniers de guerre qui sont en cette maison y sont entrés du mercredy au soir sept de se mois et le sieur receveur est chargé de retirer du sieur Gaignot le procès-verbal qui a esté dressé au sujet desdits prisonniers devant Monsieur le Lieutenant général le.. et ont Messieurs les administrateurs persisté dans les protestations incerée audit procès-verbal ». (*Ibid.*, 10 décembre 1712).

(4) A. H. M., F 9/4, 11 février 1713, fo 25, vo.

(5) Ordre inscrit en mars 1746 au Registre du Commissaire des guerres du Mans (A. S., fonds municipal, no 146, fo 41).

lequel le receveur de l'Hôtel de Ville paya 30 # de loyer au Sr Moulineuf; d'autres furent incarcérés à la Tour Vineuse et dans la crypte de l'Eglise Saint-Pierre. On les renvoya en Picardie le 14 octobre, mais non pas au complet. Sur ces pauvres diables abattus par les marches, la défaite, entassés dans des locaux insalubres, les maladies eurent large prise. Le 10 décembre 1746, le Receveur de l'Hôtel-Dieu encaissait « de Monsieur Fesch, aide-major des Suisses, la somme de 34 # 5 s. pour 137 jours des soldats suisses malades à l'Hôtel-Dieu, à raison de 5 sols par jour. » Le 11 février 1747, il empochait encore, de « Monsieur le Major des Suisses », 102 # pour 408 « journées des Suisses malades à l'Hôtel-Dieu ».

Enfin, le 15 juillet 1747, il déclarait avoir « reçu de M. de Salis la somme de 354 # 16 s. pour les soldats suisses prisonniers de guerre qui ont estés malades à l'Hôtel-Dieu pour 887 journées à raison de 8 sols par jour, ladite somme par les mains et des deniers de Monsieur Tiger de Chanteloup » (1).

III

Les soldats de passage et l'Hôpital Général.

Le logement des militaires était, sous l'Ancien Régime, une fort lourde charge pour les villes. Les passages de troupes régulières, de recrues, d'équipages de remonte, de soldats licenciés et renvoyés dans leurs foyers, les assemblées générales de la milice, les séjours de régiments en quartiers d'hiver ou d'été, imposaient aux habitants d'incessantes contributions en argent ou en nature, voire de regrettables évictions (2). Aussi chacun s'évertuait, au nom

(1) A. H. M., F 14/72 f°s 63, r° et 65, v°. — F 14/73, f° 66 r°. — Tiger de Chantelou était administrateur de l'Hôpital Général.

(2) Le 26 avril 1755, le premier bataillon du Régiment de Guienne arriva au Mans où deux bataillons de milice devaient encore se concentrer le 15 mai. Comme il n'y avait pas assez de maisons vacantes pour loger tous ces soldats, on pria « quelques petits artisans qui en occupoient de convenables d'en sortir. » Et l'Intendant y tint la main. Le 15 septembre 1755, on fit déguerpir de nouveau d'infortunés locataires pour caserner quatre autres compagnies du Rég. de Guienne.

de quelque privilège de charge ou de naissance, à se décharger de « l'ustencille » sur le dos de ses voisins, au prix de contestations perpétuelles dont les délibérations de l'Hôtel de Ville et la correspondance des intendants nous ont laissé plus d'un écho (1).

L'Hôtel-Dieu du Mans lui-même n'en fut point à l'abri. Sans doute, les lettres patentes données à Fontainebleau au mois de septembre 1658, « portant establissement de l'Hôpital général en la ville du Mans », avaient dispensé cette maison de toutes contributions pour les gens de guerre (2). Mais en dépit de ces exemptions, la présence des troupes ne laissait point d'attenter fâcheusement à la quiétude de MM. les administrateurs, comme nous l'allons voir.

L'Hôpital était propriétaire de quelques immeubles dans la ville, et en particulier, d'une maison neuve à l'enseigne du Croissant, sise près des Halles ; une délibération du 6 mai 1719, consacrée par un bail devant le notaire Herbelin, en avait consenti la location pour six ans au sieur Hervé, hôtelier, et à son épouse. Or, au mois de juin 1719, le Régiment de Saint-Simon venant tenir garnison, au Mans, Messieurs de l'Hôtel de Ville, insoucieux des privilèges hospitaliers, résolurent de les caserner dans ladite maison. A cette nouvelle, le Bureau s'assembla extraordinairement le 6 juin et chargea M. Denisot, l'un de ses membres « de se transporter aud. Hôtel de Ville et d'y représenter les privilèges de cet hôpital,

(1) Voir les Extraits des Registres de l'Hôtel de Ville du Mans, année 1717. — A. S., fonds municipal, n° 243.

(2) « Avons les d. hospital et pauvres enfermez en iceluy exempté et exemptons... de tous logement, passages, aydes et contributions de gens de guerre, faisant deffences à tous généraux et officiers de nos armees d'y loger et à nos amés officiers de mairie, eschevins et aultres qu'il appartiendra d'y donner les logemens à peine de désobéissance et afin que l'on ne prétende cause d'ignorance feront mre sur les maisons et fermes les panonceaux de nos armes. » (A. H. M., F 9, 1, f° 11).

Dès 1711, nous constatons une dérogation à ce privilège, car le 21 février 1711 le Bureau de l'Hôtel-Dieu décide « que la quantité de viande necessaire pour les gens de guerre estant en cette ville sera donnee à l'etapier pour par luy la leur distribuer. » « A. H. M., F 9, 3, f° 264, v°.

et que lad. maison [était] louée pour la Saint-Jean prochaine » (1).

M. Denisot ne fut sans doute point assez persuasif, car, le 15 juillet, on lui adjoignait son collègue, M. Lefebvre pour haranguer de nouveau « messieurs les maires et eschevins » et « leur faire aparoir les lettres patentes accordées à l'hôpital général par le Roy..... et en conséquence..., les prier de tenir la main à ce qu'elles soient exécuttées selon leur forme et teneur, ce faisant que les administrateurs soient maintenus dans les privilèges à eux accordés par lesd. lettres patentes d'estre exempts du logement des gens de guerre et autres y contenus, sinon de donner par écrit les causes de leur refus » (2). Quelques semaines après, M. Lefebvre fut « prié d'écrire à Messieurs les administrateurs d'Angers au sujet du logement des troupes et sçavoir s'ils jouissent des privilèges » (3). Toutes ces démarches furent infructueuses : heureux d'avoir trouvé le moyen de résoudre, aux dépens de l'Hôpital et de ses locataires, le problème de l'hébergement des soldats, Messieurs de la Ville n'en voulurent point démordre ; et l'on découvrait alors sans peine, dans l'arsenal des arrêts et ordonnances du jour, de quoi révoquer ceux de la veille quand ils avaient cessé de plaire (4). Les garnisons se succédèrent au Mans et furent maintenues dans la maison des Halles jusqu'en 1721. Le 25 janvier 1721, MM. Lefebvre et Denisot « sont priés de se transporter à l'Hôtel de Ville pour demander si le Bureau obligera la veufve Hervé de retourner exploiter

(1) A. H. M., F 9/5, f° 50.
(2) *Ibid.*, f° 57.
(3) *Ibid.*, f° 63.
(4) Aux termes de l'art. 5 de l'*ordonnance du Roi pour régler le service dans les places et dans les quartiers du 1 mars 1768* (Paris, Imprimerie Royale, 1768, in-18) « les privilégiés ne [jouissaient] de leur exemption que pour les maisons ou parties d'icelles qu'ils [occupaient] personnellement, sans que les particuliers non exempts qui [pouvaient] les louer à tout ou en partie [pussent] participer... à ladite exemption. » — Enfin, les règlements stipulaient que « dans le cas où la ville se trouve[rait] extraordinairement chargée de logemens », l'hébergement des gens de guerre se ferait « indifféremment chez tous les habitans privilégiés, et même chez ceux d'entre le Clergé. » (*Dictionnaire militaire portatif*, T. II, art. *Logement*, p. 526).

la maison de la Halle qui luy a esté louée et qui a servy à cazerner les soldarts, attendu qu'elle est présentement vacquante, n'y ayant plus de trouppes en cette ville, et de prier en outre mesdits sieurs les officiers de ville de faire payer aux pauvres le loyer de laditte maison depuis qu'elle a esté occupée pour le logement des soldarts des régisments de Saint-Simon et la Gervasais » (1). La ville ne se pressa point d'exaucer cette requête, et ne s'acquitta complètement qu'en 1723 (2). Quant à la veuve Hervé, elle entra enfin en possession de son logis le jour de Pâques de l'année 1721 (3).

En 1725, survinrent d'autres difficultés avec M. le Lieutenant général à propos d'une « maison occupée par les soldats à Saint-Benoist. » et qui présentait quelques dégradations (4).

Il faut dire que ces locataires étaient assez peu portés à ménager le bien des pauvres. En 1729, les dragons assaillaient les charretiers qui apportaient du bois à l'Hôpital, et « pren [aient] en passant des fagots par violence de chacun d'eux » (5). Le Bureau porta plainte auprès des officiers. Mais c'est en vain que le Code militaire promulguait contre ces guerriers turbulents les mesures de police les plus draconiennes, et que les subdélégués affichaient, lors de leur passage, les placards les plus comminatoires pour prévenir les rixes et désordres. Le 23 janvier 1738, le 23 septembre 1756, le 28 novembre 1757, le Lieutenant général, de Samson de Lorchère, a beau défendre aux cabaretiers et habitants de donner à boire à tous sergents et soldats après l'heure de la retraite sous peine d'amende, les infractions sont fréquentes. Il est vrai que l'Hôpital profite de la

(1) *Ibid.*, f° 142 v°.

(2) Comptes du receveur : 12 juillet 1723. « Reçu de M. Dubois, recevenr de l'Hôtel de Ville...., 164 livres 19 sols pour le restant du cazernement des Régimens de Saint-Simon, Navarre, Gervasaye et d'Auvergne dans la maison où pend pour enseigne le Croissant, y compris 8 livres 14 sols pour réparations du cazernement selon délibération du 17 juillet 1723 (A. H. M. F 14/50, f° 70 v°). — F 9/5, f° 289, v°).

(3) A. H. M., F 9/5, f° 181, r°.

(4) A. H. M. F 9/6, f° 99, 3 mars 1725.

(5) A. H. M. F 9/7, 9 juill. 1729, f° 77.

répression. Oyez plutôt ce qui advint au cabaretier Godmer :

DE PAR LE ROY.

« Sur le rapport à nous fait par Monsieur le MAJOR du Régiment de Guienne en garnison en cette ville que Hyer au soir quatre May il auroit surpris chez le nommé HENRY GODMER cabaretier rue des Ursules plusieurs soldats dudit Régiment auxquels il fournissoit du vin après l'heure de la Retraite, contre l'Ordonnance du Roy et celle que nous avons fait publier en conséquence dans toutes les ruës et carrefours de cette Ville et Fauxbourgs.

Nous après avoir Mandé et Oüi ledit Henry Godmer l'avons condamné de payer dix livres d'amende aux Pauvres de l'Hôpital de cette Ville pour la première fois seulement, sauf à plus grande peine en cas de récidive ; et sera notre présente Ordonnance Imprimée, publiée et affichée à ce que personne n'en prétende cause d'ignorance.

Donné par Nous, ALEXANDRE PAUL LOUIS FRANÇOIS DE SAMSON, Chevallier, Seigneur DE LORCHERE, Conseiller du Roy, Lieutenant Général en la Sénéchaussée du Maine et Siège Présidial du Mans, Maire et Subdélégué de M. l'Intendant de Tours, ce cinquième jour de May mil sept cent cinquante cinq.

Signé : DE SAMSON DE LORCHÈRE.

Au Mans chez J. G. Ysambart, imprimeur de la Ville, Carrefour de la Sirène (1). »

En dehors de ces aubaines, et des cas, plus rares encore, où l'Hôpital faisait avec ces hôtes de passage, un commerce rémunérateur (2) il faut convenir que l'arrivée des La Tulipe et des Sans-Quartier, turbulents joueurs, bretteurs, et maraudeurs sans vergogne, était plutôt redoutable, et à bon droit redoutée.

(1) Placard in-f°, A. S., fonds munic., 145. — On lit sur les comptes du receveur de l'Hôpital, chap. des deniers extraordinaires : « du 5 may 1755 reçus de Henri Godemer, cabaretier, dix livres pour amende à laquelle il avoit été condamné. » (A. H. M., F 14/81, f° 42, v°).

(2) On lit sur les comptes du Receveur de l'Hôpital général, le 11 février 1747 : « Reçu la somme de cent cinquante cinq livres pour le prix d'un cheval noir vendu à Monsieur le major des troupes. » (A. H. M., F 14/72, f° 65, v°).

TABLE DES MATIÈRES

ERRATA ET ADDENDA

CHAP. I. — LES PAPIERS D'UN OFFICIER DE SANTÉ.

Page 1, ligne 13. — Au lieu de Henri Blaze, lire : Sébastien Blaze.

Page 2, ligne 19. — La *Commission* reproduite page 9, porte qu'A. P. M. Renou est né à St-Sylvain le 20 août 1774. Or, les registres paroissiaux de St-Sylvain n'enregistrent sa naissance qu'à la date du 20 août 1777. Nous ignorons la cause de l'erreur, intentionnelle ou accidentelle, qui vieillit notre héros de trois ans sur les pièces militaires le concernant.

Page 4, ligne 1. — Le nom de Renou n'est cité nulle part dans l'ouvrage de Xavier de Pétigny sur : *Un bataillon de Volontaires (3e Bataillon de Maine-et-Loire) 1792-1796*. Angers, Germain et Grassin, 1908, 458 p. in-8°. Sa présence non douteuse semble démentir l'assertion de l'auteur (p. 36) qu'« il n'existait pas, au bataillon, de service médical. »

CHAP. II. — LA DYNASTIE DES VALDAJOU.

Page 17, ligne 16. — Voy. sur les Fleurot : J. La Vallée et L. Brion, *Voyage dans les départements de la France, enrichi de.....* [etc.] (*Département des Vosges*), Paris, chez Brion, etc , 1792, page 26. — P. Dorveaux, *Opinions de quelques médecins sur les rebouteurs du Val d'Ajol*, in le Pays Lorrain et le Pays Messin, n° 9, 20 septembre 1911, p. 562-567. — Paul d'Estrée, *Un rebouteur du Val d'Ajol et la légende des Valdajou. Sébastien Fleurot*, in Bulletin de la Société française d'Histoire de la Médecine, juillet 1912, p 354-359. — Dr A. M. Bloch. *Souvenirs d'un vieux Médecin*, in La Tribune Médicale, 47e année, n° 1, janvier 1913, p. 38-39.

Page 39, ligne 1. — Dumont de Valdajou donna également ses soins à l'astronome Messier, qui avait été victime d'un accident grave le 6 novembre 1781 ; il ne parvint pas à le guérir complètement. — Voy. Cte A. de Mahuet et E. des Robert, *Essai de répertoire des Ex-Libris et Fers de Reliure des bibliophiles lorrains*, Nancy, Sidot, 1906, grand in-8°, p. 29. — et G. Floquet, *L'Astronome Messier*, Nancy, Berger-Levrault, 1902, 48 p. in-8° (Extr. des Mémoires de l'Académie de Stanislas, 1901-1902, 5e série, t. XIX, p. XXIII-LXVII).

Page 53, note. — Voy. sur Chauvot Beauchêne le père, C. Saucerotte, *Les médecins pendant la Révolution, 1789-99*, Paris, Perrin, 1887, in-8°, p. 117-119.

Page 55, ligne 7. — Voy. sur Alexandre Thierry et les Valdajou : d'E. [Paul d'Estrée]. *Un Institut de reboutage, rue du Petit-Muse, aux XVIIIe et XIXe siècles*, in *La Cité*, 11e année, n° 44, octobre 1912, p. 396-399.

Page 56, ligne 6. — Au lieu de : Hypophyse, lire : Epiphyse.

Page 70, pièce V, titre. — Lire : Lanan-Dragons.

Page 72, pièce IX, ligne 7. — Au lieu de : nécessité, lire : réussite.

CHAP. IV. — FEUILLES DE ROUTE.

Page 93, ligne 26. — Lire : annoncer.

Le Mans. — Imprimerie Monnoyer, 12, place des Jacobins.

www.ingramcontent.com/pod-product-compliance
Ingram Content Group UK Ltd.
Pitfield, Milton Keynes, MK11 3LW, UK
UKHW020321180726
13839UKWH00002B/519